U0235210

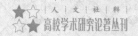

人 文 社 科
高校学术研究论著丛刊

职业本科院校教育教学与人才培养研究：基于护理教育基础

何小飞 著

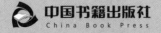

中国书籍出版社
China Book Press

图书在版编目 (CIP) 数据

职业本科院校教育教学与人才培养研究：基于护理
教育基础 / 何小飞著 . -- 北京：中国书籍出版社，
2023.7

ISBN 978-7-5068-9489-0

Ⅰ.①职… Ⅱ.①何… Ⅲ.①护理学 – 教学研究②护
理学 – 人才培养 – 研究 Ⅳ.① R47

中国国家版本馆 CIP 数据核字（2023）第 129263 号

职业本科院校教育教学与人才培养研究：基于护理教育基础

何小飞 著

丛书策划	谭 鹏 武 斌
责任编辑	牛 超
责任印制	孙马飞 马 芝
封面设计	东方美迪
出版发行	中国书籍出版社
地 址	北京市丰台区三路居路 97 号（邮编：100073）
电 话	（010）52257143（总编室） （010）52257140（发行部）
电子邮箱	eo@chinabp.com.cn
经 销	全国新华书店
印 厂	三河市德贤弘印务有限公司
开 本	710 毫米 × 1000 毫米 1/16
字 数	287 千字
印 张	16
版 次	2023 年 9 月第 1 版
印 次	2023 年 9 月第 1 次印刷
书 号	ISBN 978-7-5068-9489-0
定 价	92.00 元

目　录

第一章　职业本科教育

作为现代职业教育体系的重要组成部分,职业本科教育在人才培养定位上要突出"职业"特色,以专业为核心,明确专业设置的具体标准等,从根本上保证职业本科人才的培养质量。本章即对职业本科教育的相关知识进行简要阐述。

第一节 职业本科教育的新进展

一、职业本科教育的内涵

职业本科教育是适应社会迫切需要的一种教育形式。高职本科走产学研结合的道路，它培养的人才可以在毕业后立即分配到岗位，培养目标是以社会需求为导向的。

在全面建设社会主义现代化国家新征程中，职业教育前途广阔、大有可为。要坚持党的领导，坚持正确办学方向，坚持立德树人，优化职业教育类型定位，深化产教融合、校企合作，深入推进育人方式、办学模式、管理体制、保障机制改革，稳步发展职业本科教育，建设一批高水平职业院校和专业，推动职普融通，增强职业教育适应性，加快构建现代职业教育体系，培养更多高素质技术技能人才、能工巧匠、大国工匠。各级党委和政府要加大制度创新、政策供给、投入力度，弘扬工匠精神，提高技术技能人才社会地位，为全面建设社会主义现代化国家，实现中华民族伟大复兴的中国梦提供有力人才和技能支撑。

职业教育是现代教育体系的重要组成部分，大力发展职业教育是推进我国工业化、现代化的迫切需要。

职业本科教育是指以就业为导向，以技术技能培养为核心，以职业素质教育为依托，理论教学恰当、实践教学充分的本科职业性教育。[①]在实现职业本科教育的同时，既要避免模拟普通本科教育方式、教学模式、课程等环节，也要避免纯粹基于职业院校的学制延伸、增设课程等做法。职业院校应培养学生成为急需的应用型高科技人才，使他们掌握应用型技术，并在此基础上根据工作环境的需要进行技术创新。这就要求职业本科教育在整个教育教学工作中具有自己的特色。职业本科教育有自己独特的内涵，对于这种独特的内涵，可以从以下四个方面进行理解（表1-1）。

---

① 王婷婷.职业本科院校大学英语课程设计与创新[M].长春：吉林人民出版社，2019.

表 1-1　对职业本科教育独特内涵的理解

理解角度	具体阐述
在教育类型上	职业本科教育应归属于《国际教育标准分类法（ISCED）》的5B2教育。跟普通高等教育一样，高等职业教育也应相应设置专科（5B1）、本科（5B2）和硕士生教育层次（5B3），其中的本科层次（5B2）就是职业本科教育
在培养层次上	职业本科教育应是专科高职教育质的提升。一方面，职业本科教育的基础理论水平应明显高于专科高职教育；另一方面，职业本科教育的实践应用能力也应高于专科高职教育
在培养目标上	职业本科教育培养的是职业技术基础理论和实践操作技能兼具的职业技术型管理人才
在培养模式上	职业本科教育既讲求以基础平台教学来保证本科适应性的要求，又不忽视以专业模块教学来发挥专科针对性的优势

二、职业本科课程的特点

职业教育课程体系的逻辑起点是主要职业岗位的工作内容和工作需求，其专业核心课程主要通过对典型工作任务的分析来确定。在以专业为导向的岗位群体或技术领域，选择在完成产品或服务方面发挥重要作用的典型和教育性工作。也就是说，它的课程体系不是从学科知识体系构建的，而是基于专业岗位的实际需求。同时，注重教育的前瞻性要求，在课程体系的主要教学内容中体现新技术、新流程、新管理方法、新服务方法等。

职业本科专业课程体系呈现出公共基础课程规范、理论与实践课程丰富、专业核心课程优秀、专业实践课程丰富的实践性、操作性、开放性课程体系，这能够真正支持培养高水平技术技能人才的目标，为未来培养熟练工匠奠定坚实基础。

在专业课程的基础上，职业本科课程拓宽了知识范围，使学生掌握更全面的理论知识，避免了学生知识的局限性，为他们今后快速适应工作奠定了基础。此外，开设的课程侧重于应用理论的掌握，让学生掌握在专科阶段没有掌握的实用技术原理。为学生发展个人特色、全面完善个体素质、拓宽知识面的渠道，培养与众不同的高级技术型、应用型人才。

为落实《国家职业教育改革实施方案》，提升职业教育质量，教育部出台了《职业院校专业人才培养方案制订与实施工作的指导意见》,《意见》鼓励学校积极参与实施 1+X 证书制度试点，将职业技能等级标准有关内容及要求有机融入专业课程教学，实现书证融通。

三、职业本科院校设立新进展 ①

教育部 2019 年 5 月 30 日正式批准了首批本科职业教育试点高校更名结果，同意南昌职业学院等 15 所学校由"职业学院"更名为"职业大学"，同时升级为本科院校。2019 年起，这 15 所学校将面向全国招收本科学生。

从地域分布看，15 所职业大学分布在全国 10 个省份，山东省最多，共有 3 所。其中，山东外国语职业学院更名为山东外国语职业技术大学；山东凯文科技职业学院更名为山东工程职业技术大学；山东外事翻译职业学院更名为山东外事职业大学。

陕西、江西、广东各有两所。其中，西安汽车科技职业学院更名为西安汽车职业大学、陕西电子科技职业学院更名为西安信息职业大学；南昌职业学院更名为南昌职业大学、江西软件职业学院更名为江西软件职业技术大学；广东工商职业学院更名为广东工商职业技术大学、广州科技职业技术学院更名为广州科技职业技术大学。

此外，河南、重庆、广西、四川、福建、海南各有 1 所。其中，周口科技职业学院更名为河南科技职业大学；重庆机电职业技术学院更名为重庆机电职业技术大学；广西城市职业学院更名为广西城市职业大学；成都艺术职业学院更名为成都艺术职业大学；泉州理工职业学院更名为泉州职业技术大学；海南科技职业学院更名为海南科技职业大学。

教育部提出，这些学校将更名为民办本科职业教育试点学校，由所在省份管理。学校要坚持职业教育导向，保持职业教育属性和特色，培养区域经济社会发展所需的高水平技术技能人才。

在专业设置上，15 所职业大学首批设置的职业本科专业数量多为 10 个，所设专业类别紧贴学校特色。

---

① 王婷婷.职业本科院校大学英语课程设计与创新 [M].长春:吉林人民出版社，2019.

第二节 职业本科教育与普通本科的区别

职业本科教育与普通本科教育同属我国高等教育体系的全日制本科层次,他们在升学、就业、职业发展等方面享有平等机会。但两者之间也存在显著的区别。概括来说,这些区别主要包括以下几方面。

第一,职业本科教育的起点是职业和工作。普通本科教育属于传统的学术教育,具有理论性。学术教育的出现伴随着基于知识性质的学科划分。哲学、数学、物理等学科逐步形成,学术教育体系不断完善。学科是学术教育的重要载体。因此,普通本科课程的逻辑起点是学科的发展,这遵循了学科体系本身和学科分支深化的基本逻辑。职业本科教育是职业教育向本科层次延伸的结果。它是一种完全按照传统职业教育模式进行的本科教育。这种教育的本质是实践性的,它深深植根于专业实践,关注专业岗位变化的需要。它遵循了工作系统的逻辑,指出了岗位工作中劳动复杂性的发展,关键是能够及时面对和处理更复杂、更深刻的工作问题。

第二,职业本科生应根据实际需要改造客观世界,在技术传承、创新和技能迭代的社会功能中发挥积极作用。根据马克思主义理论,理解和改造世界是人类历史上的两项基本活动。认识世界意味着主体能够积极地反映对象,对事物的本质和发展规律有科学的认识。改造世界就是改变事物的现状,根据自己的需求创造自己的理想世界和生活方式,有利于自己的生存和发展。理解和改造世界是相互依存和相互制约的辩证统一。普通本科生注重对世界的理解,发现科学规律,实现理论突破;职业本科课程更多的是根据实际需要通过技术技能创新来改造世界,实现技术技能的传承、积累、创新和迭代。

第三,职业本科职业教育主要面向非专业职业。从教育学的角度来看,职业教育及其相应的教育类型可以分为理论型职业与科学教育、工程型职业与工程教育以及技术、技能型职业与职业教育三类。在本科人才培养方面,理论型职业人才的培养主要通过学科性质的普通本科教育;工程型职业人才的培养由科学与应用本科教育和技术与应用本科两部分承担;技能型职业人才培养主要由职业本科教育承担,以技术人才培养为主，涵盖了一些高科技行业对理论知识要求较高的技能人才培养。由此可见，普通本科教育的职业类型主要是理论职业和工程职业，而职业本科教育的类型主要是技术技能职业。

第四，职业本科教育从教育属性来看属于工程技术类和复杂技能类教育。美国教育家福切克（H.A.Foechek）提出：大学在本科水平上可能至少有四种基本类型的学士学位教学计划——科学类、工程科学类、工程类和工程技术类。其中科学类和科学工程类属于普通本科教育，工程类属于应用型本科教育，工程技术类属于职业本科教育。这四种基本类型虽有交集，但在不同类型的本科教育中主攻方向不同。值得注意的是，以往技术类教育只停留在中低层次，随着产业技术的发展和工作方式的发展，更多复杂技能类教育随之产生，它们也应该被纳入职业本科的范畴之内。[①]

第五，职业本科是一所通过产学研结合和技术技能创新实现技术创新和技能迭代的应用型大学。普通本科教育的主要特征是科学发现和理论突破，而本科职业教育则体现在技术创新和技能迭代。其背后的学术支持基于发现科学规律，基于科学应用的应用奖学金，基于技术应用和研发的应用奖学金。因此，职业本科课程与其他本科课程在发展模式上存在差异。

第六，职业本科主要采用以行动为导向的人才培养模式。普通本科教育遵循传统古典主义和研究型大学的培养模式，发展精英教育，强调理论学习。

第三节　职业本科护理教育发展的前景

职业本科护理教育发展的前景如图 1-1 所示。

---

① 匡瑛，李琪.此本科非彼本科：职业本科本质论及其发展策略 [J].教育发展研究，2021（3）.

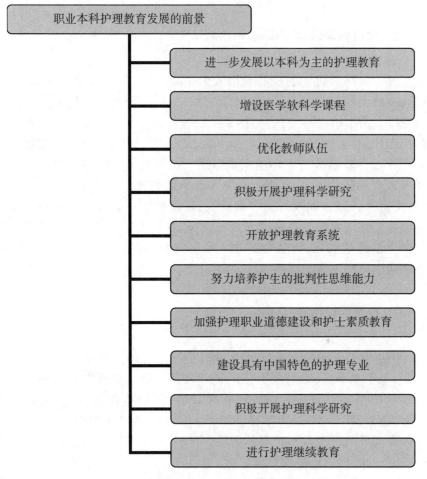

图 1-1　职业本科护理教育发展的前景

一、进一步发展以本科为主的护理教育

目前,高等护理教育薄弱,不能满足护理专业发展的需要。未来的社区卫生护士必须具有严格的逻辑思维、独立性和出色的领导能力。培养具有诊断权和处方权的专科护士和高级护理专家,开展健康咨询和教育,将成为未来护理领域的趋势。因此,21世纪的护理教育应以本科教育为主,向更高水平发展。为了实现这一目标,满足护理教育和科研的需要,必须加快高等护理教育的发展。只有具有本科或以上学历的专业护士才是21世纪真正合格的护理人才。

二、增设医学软科学课程

医学软科学研究的核心是以人为中心，以哲学为指导，将医学与所有人文社会科学相结合，指导医学判断、分析和评估。其研究的主要内容是以人为本，这完全符合整体系统护理的理论。软科学的内容正是当前护士知识结构所缺乏的。计算机已成为信息时代的象征。远程医疗和计算机存储技术的应用越来越广泛。这种新型医疗的快速发展将对高等教育和护理教育的进一步发展提出新的要求。因此，有必要在教育、支持和研究方面投入更多的资金，以便护士和教育工作者能够充分利用计算机技术和信息系统。未来，护理专业尤其是本科护理专业应开设医学软科学课程，以优化护理人员的知识结构，提高其综合素质，更好地适应护理工作的需要。

三、优化教师队伍

护理教育者负责培养护理人才。护理教育的关键是要有一支责任心强、专业水平高、教育能力强的护理教师队伍。护理教师不仅要具备深厚的护理理论知识和熟练的护理技能，还要具备教育学、教育心理学、伦理学、社会学、人文学科等知识。要培养高层次护理人才，首先要培养高水平的护理教师。具体来说，可以从以下几方面来进行。

第一，严格选择护理师资来源。

第二，教学前的岗位培训。

第三，应有计划地将护理教师选拔并送往高等院校深造，以不断更新他们的知识结构，提高他们的操作技能。

第四，加强国际交流，选拔有能力、有前途的中青年教师出国深造，不断接收新信息，缩短护理教育水平与先进国家的差距。

第五，护理学校应与临床单位密切合作，积极开展护理科研，以提高护理教师的素质，增强其教学能力。

第六，鼓励通过自学和其他方式提高自己的水平。

第七，定期进行资格评估。

第八，选择具有高学历和高质量的年轻护理研究生作为教师，以改善教师队伍的整体结构。

四、积极开展护理科学研究

护理研究的不断深化和发展将进一步揭示护理规律,完善护理理论体系。然而,中国的护理研究起步较晚,此外,由于所选主题的局限性和缺乏前瞻性研究,这种情况越来越无法适应护理行业面临的新挑战。对护理研究人员的高质量要求迫使护理教育向更高水平发展,如本科、硕士、博士等,并推动护理教育改革。

五、开放护理教育系统

开放性和国际化是未来护理教育的重要特征之一。未来护理教育体系的开放,不仅体现在学校教学与社会实践在办学过程中的有机结合,还体现在不同形式的护理教育之间的沟通与互补,并在各级护理教育机构向对护理感兴趣的人开放,实现教育与社会的融合。

六、努力培养护生的批判性思维能力

护理批判性思维是对护理问题的解决方案进行思考和推理以实现理解飞跃的过程。这是护理学生掌握确定健康和疾病的方法的过程,要求学生在遇到特定的健康和疾病问题时具有提问能力和推理能力,从而选择解决各种生理和心理问题的最佳方式,并评估其有效性,营造激发护生好奇心和感兴趣的学习内容和氛围,鼓励护生写反思日记,描述和反思临床实践,让护生学会思考,提高自我意识,促进有意义的学习和批判性思维的思考。批判性思维能力是 21 世纪提高护士综合素质的标志。护理知识的传授和教育者批判性思维能力的培养是现代护理教育的重要新内容。

七、加强护理职业道德建设和护士素质教育

职业道德和护士的素质直接影响护理质量。高质量是实现护理角色多样化的重要保证,这里的高质量意味着护士热爱护理职业,树立全心全意的服务理念,具有严谨、稳定、冷静的工作态度,工作作风风趣灵活,外表整洁端庄,以文明礼貌的态度对待患者。护士的自我修养是在

护理实践中不断研究和积累的。因此，我们应该加强护士职业道德建设，培养护士高尚的思想和士气，通过学校教育、加强工作场所培训和自我提高，全面提高护士的综合素质。未来医学的现代化将减少护士和患者之间的接触。只有护士积极适应改革，护理工作才能赢得患者的信心，使护理走上可持续发展的道路。

八、建设具有中国特色的护理专业

中医护理以中医理论和实践为基础，其基本特征是整体观和辨证护理。中医护理的这一原则与整体护理的原则非常接近。然而，中医护理培训仍存在诸多不足，如临床需求与教学的矛盾、理论与实践的矛盾、教师与教学内容的矛盾等，它们在很大程度上不能反映自身的利益并发挥作用。审视护理水平与世界发达国家的差距，我们认为，我们需要关注护理理念的变化，改革中医护理，将其融入普通护理模式，情感、生活、健康维护、气象等方面的知识需要加强，特别是中医、推拿、针灸等理论体系在护理工作中的应用，以及在预防保健、健康教育等领域的实施。

九、积极开展护理科学研究

护理学是一门与许多学科相关的科学，其科研课题包括医学、药学、预防和保健、社会学、心理学、伦理学和专业护理。选择、论证、科研设计、数据收集、数据分析和完成科研总结需要研究人员具有较高的理论水平和实践技能。这种对科研人员的高质量要求使得护理教育向更高层次发展，如学士、硕士、博士等，并推动护理教育改革。

十、进行护理继续教育

护理继续教育是培养护士胜任本职工作的必要途径。所有护理人员都应定期接受再教育，以更新他们的观念。护理专业的发展实际上是护士终身学习的过程，包括经验的积累和升华，以及培养专业人才的活动和过程。这种知识的快速增长和当前的需求导致了专业活动的增加。职业发展的共识是，应开展继续教育，以适应21世纪快速变化的竞争时代。继续教育的模式可以多样化，可以根据自身特点、发展趋势和专业要求设计具体的课程。

总体来说,护理教育前景光明,护理工作人员应努力适应改革与发展,不断提高业务水平。

第二章 护理教育教学概述

护理教育肩负着为社会培养合格护理人才的重要使命，它具有促进和维护人民健康的价值，它可以发挥个人在社会中的主要作用，提高人的素质，发挥人的潜力，改变人的状态，丰富人的内心世界。本章即对护理教育教学的相关知识进行简要阐述。

第一节　护理教育与护理教育学

一、护理教育的概念

护理教育是为护理学科培养具有宽厚的医学、人文学、护理学等知识,并能为人类健康服务的护理专业人才的活动。[①]

二、护理教育的培养目标

(一)制订护理教育培养目标的基本要求

制订护理教育培养目标的基本要求如图 2-1 所示。

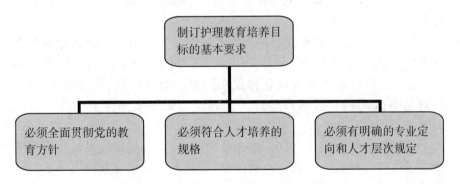

图 2-1　制订护理教育培养目标的基本要求

1. 必须全面贯彻党的教育方针

党的教育方针是国家根据社会政治、经济发展的要求,为实现教育目的所规定的教育工作总方向,是教育政策的总概括,因此,在制订培养目标时,就必须全面贯彻、落实党的教育方针,以保证具体培养目标的方向性,避免发生各种偏差。

---

① 王惠珍.临床护理教学技能 [M].广州:暨南大学出版社,2011.

2. 必须符合人才培养的规格

在制订护理培养目标时,要正确评估不同层次学生入校时的知识水平,实事求是地衡量学生在校期间教与学所能达到的最大限度,充分考虑学生毕业时应具备的基础理论和基本技能。护理人才的培养目标定得过高或过低,都会给实施培养计划带来困难,达不到预期的效果。

3. 必须有明确的专业定向和人才层次规定

在培养目标中,应有明确的专业定向,应反映不同层次护理人才的具体培养规格和要求。这样有利于护理院校有针对性地实施教育培养计划,有利于学生确定努力方向,有利于教师按目标明确地组织教学,有利于对护理教育质量进行检查,也有利于用人单位合理使用人才。

(二)高等护理教育的具体培养目标

我国现行的护理教育大致可分为三个等级,三个等级教育是高等护理教育、中等护理教育和初等护理教育。下面仅对高等护理教育的培养目标进行简要阐述。

1988 年 6 月原国家教委下发的《制订高等医药本科教育专业教学计划的原则和基本要求》中明确规定,高等医学教育的总体培养目标是：培养适应社会主义现代化建设实际需要的,德、智、体全面发展的,具有从事医药科学技术或管理工作理论知识和实际能力的高级专门人才。

《健康中国行动》（2019—2030）中指出,人民健康是民族昌盛和国家富强的重要标志。党的十八大以来,我国卫生健康事业取得了新的显著成绩,医疗卫生服务水平大幅提高,居民主要健康指标总体优于中高收入国家平均水平。随着工业化、城镇化、人口老龄化发展及生态环境、生活行为方式变化,慢性非传染性疾病（以下简称慢性病）已成为居民的主要死亡原因和疾病负担。心脑血管疾病、癌症、慢性呼吸系统疾病、糖尿病等慢性病导致的负担占总疾病负担的 70% 以上,成为制约健康预期寿命提高的重要因素。同时,肝炎、结核病、艾滋病等重大传染病防控形势仍然严峻,精神卫生、职业健康、地方病等问题不容忽视,重大安全生产事故和交通事故时有发生。党的十九大作出了实施健康中国战略的重大决策部署,坚持以人民为中心的发展思想,牢固树立"大卫生、大健康"理念,坚持预防为主、防治结合的原则,护理教育的培养目标要适应国家政策的变化。

三、护理教育的职能

护理教育具有政治职能、经济职能和社会职能（图2-2）。

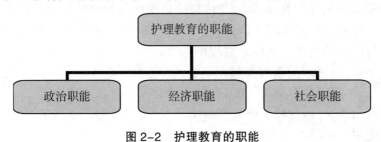

图2-2 护理教育的职能

（一）护理教育的政治职能

护理教育的政治职能表现在以下几方面。

第一，护理学校通过宣传统治阶级的意识、政治主张、伦理道德等影响受教育者的思想，从而扩大政治影响，为巩固维护社会的政治经济制度服务。在阶级社会中，护理教育总是把占统治地位阶级的哲学、道德等方面的思想体系，作为教育的内容向受教育者灌输，其目的是要使受教育者能从思想上、行动上自觉维护社会的政治制度与生产关系。事实上，不同社会制度的国家，无不从整个社会制度的巩固和发展来评价教育的政治功能，护理教育也不例外。

第二，护理学校通过政治理论教育，灌输统治阶级的思想意识，培养为统治阶级利益服务的人才，为维护、巩固一定的统治服务。

第三，护理学校通过护理道德伦理等意识形态领域的研究，巩固社会政治制度的政治功能。护理学校集中着护理界最优秀的人才资源和思想资源，他们在精神文明建设中不仅起到了传播作用，而且还发挥了"生产"作用，护理学校通过对护理领域行为、道德、规范的研究，不断生产新的精神产品。

（二）护理教育的经济职能

护理教育的经济职能主要通过为社会提供一支足够数量、较高质量的护理专门人才队伍，进而不断提高护理事业的质量和效益来实现其经济职能。

教育与社会经济存在着不可分割的关系，经济发展是教育发展的物质前提。现代教育的经济职能是伴随着大工业生产逐步形成发展起来的。社会生产方式的变革，直接导致了社会对劳动力素质要求的变化。学校是培养人才的场所，因此，它对社会经济的发展具有举足轻重的作用。教育是一种潜在的生产力，它不会直接产生经济效益。教育对经济的促进作用是通过两方面来实现的。

第一，通过对受教育者的培养教育，使他们掌握了一定的生产技能和技巧，提高了生产效率，使潜在的生产力变为直接生产力。

第二，学校通过科学研究和技术开发，推动科学进步与技术发展，从而促进生产力与经济发展。

护理教育是一种特殊的专门教育，除与其他教育具有同样的经济职能之外，由于培养的人才所从事的职业，是通过自己的努力使"病人"转变为健康的人，是直接对现实生产力的恢复与促进，因而更具有潜在的经济职能。

（三）护理教育的社会职能

护理教育还具有广泛的社会职能，主要包括以下几方面。

第一，护理教育是社会人才结构合理的重要条件。护理教育所培养的千百万从事护理工作的人员，已成为社会产业大军中不可缺少的组成部分。

第二，护理学的内容在其发展提高的过程中，吸收了人类社会许多优秀的文化遗产，使人类文化得到了进一步丰富和升华。

第三，护理教育对提高民族素质和促使整个社会生活现代化方面都有重要作用。护理学知识的普及与提高，将对人类生活进步发挥重大作用。

总之，护理教育的社会职能，反映了护理教育对政治、经济、文化等社会诸因素的反作用，表现了它们之间相互依存、相互作用的密切联系。护理教育一经形成一种社会力量，就具有了自己相对的自我独立性，能在一定程度上给政治、经济、文化等社会因素以反作用。在不同的时代，教育的这种反作用往往具有不同性质和特点。一般地讲，如果顺应了社会发展的潮流，其作用就是积极的，能推动社会的进步，反之则不能。

四、护理教育学的概念

护理教育学是教育学的一个分支,是研究护理教育现象及其发展规律的一门新兴学科。教育学和它的关系是一般与特殊的关系。教育学是护理教育学的基础。因此,我们在研究和学习护理教育学时,必须坚持以马克思主义理论为指导,以教育科学的基本原理,特别是教育学的基本理论为依据,密切联系护理教育的特点和我国护理教育的发展实际,并根据社会主义卫生事业发展的需求,探索护理教育的结构和职能,研究护理院校教师和学生的特点及相互关系,探讨护理院校在教学活动中的具体任务、教学过程、教学内容、教学方法以及护理院校在组织、领导、管理等方面的一些特点。[①]

五、护理教育学的特点

护理教育学作为一门专业性理论学科,它也有自身的学科特点(表2-1)。

表 2-1　护理教育学的特点

护理教育学的特点	具体阐述
护理教育学的专业特点	护理教育学是在普通教育学的基础上发展起来的一门新兴分支学科,它是在教育学理论指导下,以护理教有这一特殊的教育形式为研究对象,从而揭示培养各类护理专门人才的教育规律、教学原则和教学方法。为社会培养大量合格的护理专门人才,以保护劳动生产力,促进人民身心健康,为社会主义经济建设服务
护理教育对象的特点	护理教育的对象一般是青年学生,他们在生理、心理、文化基础、生活阅历以及人生观、世界观等方面都与一般的初中生、小学生有明显的不同,他们具有旺盛的精力、强壮的体魄,能够承担较繁重的课业负担和脑力劳动的任务,他们对未来充满了向往。但由于这个时期正处于人的一生中身心发展的关键时刻,所以除对他们进行必要的专业技术教育外,还必须加强政治思想教育,坚定他们的无产阶级政治立场,培养他们的共产主义道德品质,使他们树立献身护理事业的精神,成为社会主义建设事业的优秀人才

① 王益锵.护理教育学[M].北京:中国医药科技出版社,1995.

六、护理教育学的研究原则

护理教育学的研究原则主要有以下各种（图 2-3 ）。

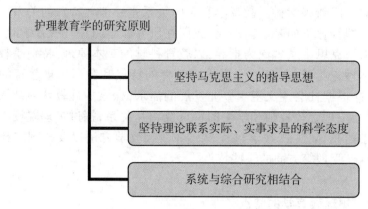

图 2-3　护理教育学的研究原则

（一）坚持马克思主义的指导思想

马克思主义是马克思和恩格斯所创立的无产阶级思想体系，是科学的世界观和方法论，是我们一切行动的指南，也是我们进行护理教育研究的基本原则。护理教育的发展，不仅取决于对护理教育内部规律的认识，而且受特定的社会历史条件和文化背景的制约。尤其是信息时代，护理教育更明显地置身于特定的国际环境中，这就使护理教育的研究具有了相当的复杂性和艰巨性。因此，在护理教育学的整个研究过程中，必须坚持以马克思主义为指导思想，这样才能提高护理教育研究的思想性、科学性和实用性，增强护理教育工作者分析问题、解决问题的能力，从而正确揭示护理教育的发展规律。

（二）坚持理论联系实际、实事求是的科学态度

护理教育学研究必须坚持理论联系实际、实事求是的科学态度。理论联系实际是人类认识活动的普遍规律之一，也是教学和科研必须遵循的基本原则。马克思主义关于实践是检验真理的唯一标准的原理，要求从我国的国情出发，在马克思主义教育理论指导下，围绕护理教育过程

中的基本问题和一般规律,把理论和实践、间接经验和直接经验、观点和材料有机地结合起来,进行科学的、客观的分析研究。

在护理教育学研究中,必须忠实于客观事物的本来面目,因此,在护理教育研究中,对各种教学研究、实验研究、调查研究要力求完整、准确、真实、可靠,这就是实事求是的科学态度。

(三)系统与综合研究相结合

按照系统论的科学方法论原则,现代护理教育学的研究方式,正由分门别类的研究向多学科的综合研究发展。这就要求从研究内容上达到微观与宏观、局部与整体、人与环境的统一,以正确揭示护理教育的本质及其普遍的发展规律。

从护理院校自身来讲,要提高教育质量,需要全校各部门的密切配合、协同工作。如果离开了整体观点,搞孤立的单项研究是很难成功的。因此,要想科学地揭示护理教育的本质及其发展规律,必须对其进行全方位、多学科、多手段的考察探索,将系统研究与综合研究有机地结合起来,这样才能正确把握护理教育复杂的、深刻的内部规律。

第二节　护理教育的历史与发展

一、护理教育的产生与发展

护理教育成为一种专门的教育活动,历史虽然很短暂,但发展十分迅速。早在 1633 年,法国人圣文森·保罗就在巴黎开设“慈善姐妹社”,召集有一定文化程度的天主教徒学习护理知识,然后分配到医院和母婴室服务。但这种护理教育活动具有浓厚的基督教信仰的特点。真正的科学护理教育是从 1860 年英国人南丁格尔在英国圣多马医院创办世界上第一所护士学校开始的。南丁格尔 1820 年出生于英国一个富有的家庭,受过高等教育。1851 年,她冲破当时社会上鄙视护士的恶势力,毅然地走上了献身护理事业的道路。由于南丁格尔在 1854—1856 年的克里米亚战争中的卓越贡献,英国政府奖助她 4000 英镑的奖金。1860年 6 月,她用这笔奖金在英国伦敦的圣多马医院创办了世界上第一所护士学校。这是一所非宗教性质的新型学校，由受过科学训练的品质优良的护士负责教学和行政管理。南丁格尔用一种全新的教育体制和教学模式培养护士。这一改革，确立了近代护理工作的社会地位和科学地位。

自从南丁格尔创办圣多马医院护士学校后，欧美各国护理教育事业得到迅速发展。此后，护理教育经过 100 多年的发展，目前已形成了其独特的教育体系。如今，在全世界各国普遍开展初等和中等护理教育的基础上，许多国家还设置了高等护理教育、毕业后护理继续教育等，部分品学兼优的护士还可获得学士、硕士甚至博士学位。

新中国成立后，我国护理教育也有了蓬勃发展，护理教育形式也由以前单纯的中等护理教育逐步发展为专科、本科、研究生教育和继续教育、在职教育等多途径多形式的教育。目前，具有中国特色的社会主义护理教育体系已初步形成。各种护理教育专著和科研成果不断出现，护理教育呈现出空前喜人的景象。

由于护理教育事业的不断发展和完善，极大地推动了整个护理事业的发展，为社会源源不断地输送着各种类型的品学兼优的护理专门人才，促进了社会医疗卫生工作的发展，为人民群众的物质生活和文化生活提供了有力的保障。

二、护理教育发展的影响因素

（一）护理学科的发展

随着人们健康需求的不断增加和变化，护理学专业已发展为一门独立的为人类健康服务的专业。护士开展护理实践，不仅需要具备基础医学、护理知识，还应具备成长与发展知识、人的基本需要知识、应激与适应的知识，有关生活方式的知识、教与学的知识、沟通的能力、解决问题的能力、领导的能力和变革的思想。护士逐步由医院走向社会更多地参与预防保健、与医生共同担负着维护生命、减轻痛苦、促进健康的任务。

（二）现代教育的发展

21 世纪，现代教育发生了巨大的变化，具体体现在以下几方面（表2-2）。

表 2-2　21 世纪现代教育发生的变化

21 世纪现代教育 发生的变化	具体阐述
面向 21 世纪的教育改革浪潮日益高涨	国际经济竞争、国际科技竞争、国际教育竞争已成为 21 世纪国际竞争的基本特征，并将成为未来各国不断进行教育改革的重要动因。教育改革将本着适应本国经济和社会发展建立新的教育体系或教育体制
人的全面发展理论的丰富化和现实化	新世纪需要更多、更全面发展的人，对人的素质提出更新、更高的要求，这使得人的全面发展的内涵更加丰富。在教育中，人的一些素质越来越被强调，如更富创造性、更加成熟化、更有适应性，更具个性化
提高教育质量成为重点	20 世纪 80 年代以来，随着新技术革命的迅猛发展和以综合国力为主的国际竞争日益激烈，教育质量成为突出的问题，各国教育者将提高教育质量放在十分突出的位置
终身教育思想正在逐步实现	终身教育思想是在 20 世纪 70 年代提出的，之后在世界各国付诸实践。现在世界各国几乎所有大学都承担了继续教育和成人教育的任务
教育国际化势头日益强劲	目前，全球范围的竞争和合作，使得教育国际化成为教育未来发展的一个重要特征，表现为国际教育交流和合作日益频繁，成果越来越显著

（三）科学技术的发展

大量先进科技和仪器的使用，提高了诊断、治疗和护理技术的水平，如呼吸机、心电监护仪的使用，使护士能更有效地抢救和监护危重病人。计算机的应用帮助护士管理病案、监测病人的各种化验检查、进行统计分析和文字处理等。计算机网络的开发使护理信息的沟通更加便捷和迅速。科技现代化大大提高了时间和人力的利用效率，有利于护理专业的发展。

第三节　职业本科院校人才培养现状

一、职业本科院校教育现状

现阶段的职业本科院校教育在具体的实施和探索中都遇到了一定

的问题，具体来说主要包括以下几方面。

（1）专业定位不清，与普通本科教育没有明显区别。近年来，随着我国高等教育大众化进程的加快，越来越多的职业院校成功升为本科院校，并得到快速发展。应用型本科教育和应用型本科人才培养已成为高职院校的首要选择。应用本科教育是高等教育和职业教育的结合。对于这一教育类型，有必要加快本科院校的转型。一方面，职业本科院校应明确专业定位，有自己明确的办学方向，加强人才培养体系在应用程序的构造中；另一方面，政府应提供政策支持和财政支持。

（2）校企合作深度不够，岗位对接不精准，书本的理论、技能老旧，不能满足当下行业的需求。

（3）办学经验不足，职业本科成立时间短，培养模式在不断地探索，尚在成长阶段，有些专业无统一的专业标准，以致各校培养的人才能力参差不齐。

二、职业本科院校人才培养的路径突破

（一）健全本科层次职业教育人才培养保障体系

1. 完善符合类型发展的中国特色现代职业教育理论体系，进一步明确新时代中国职业教育类型发展的本质特征和价值取向

职业教育作为一种教育类型，具有不同于其他教育类型的本质特征和价值取向。不同国家在不同时期有不同的社会、政治和文化需求，导致职业教育系统的动力机制和特点不同。因此，我们必须从我国的社会、经济和文化需求出发，从系统演化的角度探索职业教育的发展逻辑和本质特征，这是揭示职业教育发展规律、促进职业教育类型发展的基本前提，也是提高人才培养模式有效性的根本保证。

2. 加强职业本科标准化和政策保障体系建设

第一，加快职业教育类型发展要素标准化建设，发挥标准在职业教育质量提升中的基础作用，提高实践实效和成果普及率。

第二，应在职业教育与普通教育、终身教育和其他类型的教育之间制定和颁布一套以法律法规为基础，具有高度约束力、科学性、规范性、可操作性和支持性的职业教育类型发展基本制度。

3. 完善产教融合、校企合作政策,创新工作机制,广泛吸引外部资源参与办学

第一,要提高参与者的广度,更好地发挥地方政府的主导作用,协调产业和教育之间的利益。

第二,要注重产教融合的深度、广度和有效性,继续加强参与专业建设、制订人才培养计划、共建实验培训基地、共建人才培训和技能鉴定中心、共建共享设备基地及校企合作解决技术难题。

第三,要致力于打造校企合作品牌和知名度,深化与区域龙头骨干企业、上市公司、国有企业、行业协会或产业联盟、国家高新技术企业的合作,建设地方特色产业学院,提高人才培养质量。

(二)构建政校行企协同的"五位一体"新型育人生态

为了提高人才培养质量,职业本科生必须在完善四大外部保障体系的基础上,构建"五位一体"新型育人生态,包括专业设置和高水平专业群体建设、高质量课程体系、新"三教"体系构建、职业综合素质的培养和人才培养质量的评价等。

1. 以"两新"为引领,更新教育生态建设理念

第一,以服务"新产业"为导向,瞄准战略性新产业、新业态发展趋势,通过设置或调整专业群内专业、优化人才培养定位,积极推动学校教育链与国家和地区高端产业人才链的对接,在教材中引入新技术、新流程、新工艺等。

第二,以"争新"模式为引领,创新办学体制和模式,广泛吸引社会力量参与办学,促进与区市产业发展良性互动,推进"三教"体制改革,实现人才培养协调高质量发展,通过构建政府、学校和企业命运共同体,提高专业群体的集聚效应和服务能力。

2. 以职业为载体,促进新型育人生态核心要素融合

第一,职业的内涵规范了职业教育的标准。职业教育比任何其他类型的教育都与职业密切相关。职业本科生"五位一体"新型育人生态的核心要素都源自职业和工作过程。新型育人生态必须注重核心要素与职业的融合。

第二,在人才培养过程中,学生从自然人成长为"技术人"和专业人

的关键途径是以教育为目的的职业实践。新型育人生态必须提高职业实践对人才培养质量的有效性。

3. 以内涵为根本，锚定新型育人生态目标

构建新型职业本科生教育生态，应立足于人和学校的内涵式发展。在促进人的内涵式发展方面，要坚持以人为本、德育为先、技术为先、全面个性化发展的原则，面向生产、建设、管理、服务一线，培养高水平、高素质、高技能的技术应用型人才，具有较强的服务区域经济社会发展、技术应用和专业实践的能力。在推动学校内涵式发展方面，以高水平专业群体建设为抓手，围绕职业本科相关教育教学模式改革、课程建设、教材建设等，形成了一系列标志性成果。

4. 以学生为中心，重塑新型育人生态主体

第一，新教育生态必须注重学生主体地位的塑造，使其具有内在动力，能够发挥主体作用。

第二，构建无处不在的学习环境，重构原有的教学和评估模式，让学生随时随地在自由灵活的环境中独立开展有效学习。

第三，注重个人完整与社会完整的辩证统一，在追求"社会性"共同价值的基础上，寻求"个性化"成长的创新特征。

5. 以数据为支撑，促进新型育人生态的信息化

第一，根据职业教育的特点，利用新兴信息技术构建智能、真实的信息教育环境，打破教学的时空约束，促进生态系统中知识的更新迭代、资源的重组、新型师生关系的重建。

第二，以学生从"技术人"到"职业人"再到"完整人"的职业成长为主线，跟踪收集学校、课程、专业、教师和学生的所有动态数据信息，建立"互联网+"学分银行信息平台，实现新型育人生态全过程的数字化。

6. 以监督为保障确保新型育人生态的有效性

第一，立足本科职业教育特点，探索构建"全面质量管理，突出过程控制"的人才培养质量保障体系，形成监督、考核、反馈、验收的质量监督机制。

第二，加强与职业本科相适应的人才培养质量监督队伍建设，确立职业本科导师的建设目标和选拔标准，创新职业本科导师培养机制，建立科学的职业本科生督导队伍考核评价体系。

第四节　职业本科院校护理毕业生现状

本科护士毕业后职业发展现状不容乐观,可能与本科护士科研知识储备不足、发现和解决问题的能力有限、临床管理部门未充分重视以及临床缺乏相应人员的引导与培养有关。[①] 提升职业本科院校护理毕业生毕业后的发展策略主要包括以下几种(图 2-4)。

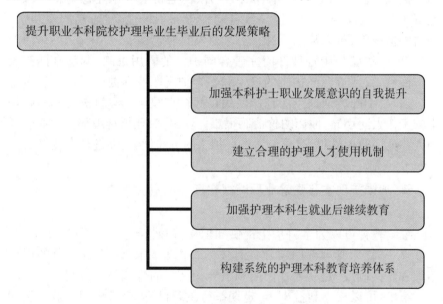

图 2-4　提升职业本科院校护理毕业生毕业后的发展策略

一、加强本科护士职业发展意识的自我提升

第一,要有良好的职业态度。职业态度在优化护理人才素质的过程中起着主导作用,积极的职业态度可以促进职业成功。本科护士应真诚热爱护理工作,将其转化为行动,并在护理实践中体现出来,积极学习

---

① 张小敏,章新琼,孙静,王芹.本科护士毕业后职业发展现状与对策探讨 [J].齐鲁护理杂志,2017(11).

新技术和新思想,将护理工作视为终身发展的职业。

第二,本科护士应积极承担自己的职业发展责任,积极寻求职业发展信息,根据自身优势和特点调整职业发展路径。

第三,自觉加强护理科研能力、教学管理能力,在教学过程中积极参与科研实践活动、专题讲座、小组讨论、角色扮演、临床情景模拟等环节。

二、建立合理的护理人才使用机制

合同护士在中国护理人才结构中占大多数,承担了大部分临床工作。然而,他们的地位、薪水、职称晋升、沟通机会和职业稳定感在人员配置上远不如在编护士,这导致合同护士的积极性受挫,离职率增加。在这种情况下,可以从以下几个方面进行调整。

第一,建议临床管理部门完善合同护士的聘用机制,调动合同护士的积极性,以促进合同护士的稳定和整个护理职业的健康可持续发展。

第二,不同级别护士的临床使用仍然存在缺陷。本科护士和专科护士的工作大同小异,他们的价值感很难体现出来,建议管理部门建立合理的人才分层使用机制,充分发挥本科护士的专业优势,促进其专业发展。

三、加强护理本科生就业后继续教育

继续教育可以为本科护士提供知识支持和指导。

第一,临床管理部门要建立具体的目标管理体系,完善规范的岗位培训和轮岗制度,建立人才使用和培养相结合的合理分工机制。

第二,可以成立利益小组,定期举行主题讨论,交流护理行业的新知识和新发展,充分实现知识和经验的转移。

第三,加强科研管理。护理管理者积极鼓励科研和创新,并将其纳入继续教育的学分制管理和绩效评估体系。对承担科研项目并具有一定科研成果的本科生护士,给予一定的精神和物质奖励。

第四,护理管理人员通过开展继续教育课程,在国内外建立信息检索和交流平台,提高本科护士的外语能力和信息整合能力,使其与国际标准接轨,提高自身核心能力,为交流提供机会。

四、构建系统的护理本科教育培养体系

本科阶段的教育和培训为本科护士后来的职业发展奠定了基础。本科护士在学校获得的系统的科研理论知识、护理教育和护理管理能力,可以促进其就业后职业发展。目前,我国本科护理教育仍以单向灌输式教学为主,知识结构不紧密,缺乏系统一致的创新能力培养,教学效果不理想。因此,下面将从课程设置、教学方式、论文指导和实践强化四个方面进行探讨。

(一)课程设置

护理院校应在课程结构中充分体现护理教育内容的简化和整合,更加强调其内容的全面性,充分淡化学科之间的界限。

(二)教学方式

打破传统的灌输式理论教学,注重案例分析教学法,采用团队合作学习法培养护生的团队合作精神。教学以问题和文件为基础,在课堂教学和小组讨论中,引用最新、最权威的文献,培养护理学生的循证思维,掌握循证护理方法;在管理和教学方面,教师和学生应共同参与,以锻炼护理学生的口头表达能力和课堂控制能力。通过课外实践,护理本科生应掌握一定的教学能力。

(三)论文指导

在学生论文指导方面,可以采用双导师制。在进入临床实践之前,护理本科生将在导师的指导下选择课题并建立研究项目。实习期间,导师和临床教师将共同指导和监督课题的进展。此外,学校还应加强对教师专业素养和科研能力的培养,建立健全的信息交流和学术讨论平台,让他们充分接触学科相关领域的前沿知识,并将其融入课堂教学。

（四）实践强化

护理专业实践性强。目前,高校教学偏重于理论知识的传授,缺乏实践能力的培养。因此,在教学过程中,应引导学生参与相关的课外拓展实践,在实践中加强理论知识的应用;还可以成立科研培训小组,开展以文献复习、思维训练和模拟科研项目为主题的小组合作学习,在思考和讨论中培养批判性思维和创新思维。

第五节　护理职业教育改革

进入 21 世纪,随着人类社会的进步,卫生知识的普及,生活条件的改善,人类对自身健康认识的不断深化将导致社会对护理的要求越来越高。护理教育要适应社会和人类自身的发展,必须不断地进行变革。

一、21 世纪我国护理教育的发展目标

21 世纪我国护理教育的发展目标如图 2-5 所示。

（一）护理教育目标从知识教育转向素质教育

护理教育将重新构建护理专业学生质量内涵和标准,树立全面发展的素质教育观,其中主要是独立获取知识的能力和创造性运用、发展知识的能力,使之能不断发展自己,适应社会的需要。同时注意培养学生高尚的职业态度和情感。

（二）护理教育体制从一次性教育转向终身教育

护理院校要扩大自己的职能和服务面向,协助护理教育主管部门逐步建设成基础护理教育、毕业后护理教育、继续护理教育三个阶段健

全、连续的终身护理教育体系,使每个护士每年都有机会接受不同形式的护理教育,成为更高层次的护理人才。

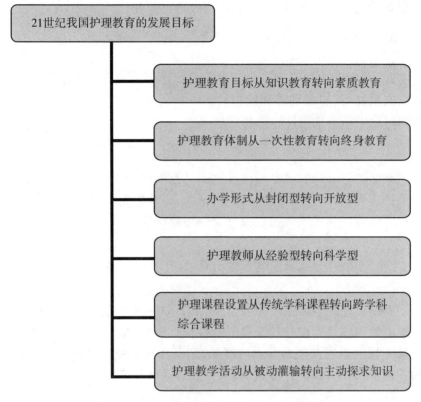

图 2-5　21 世纪我国护理教育的发展目标

(三)办学形式从封闭型转向开放型

1. 面向世界开放

随着国际交流的广泛开展和信息的高速传递,护理教育将日趋国际化。通过各种方式了解各国护理教育改革和发展的信息和经验,培养具有国际观念和全球意识的新型人才。同时,也为世界护理教育发展和人类健康水平的提高做出我们应有的贡献。

2. 面向社会扩大开放

护理教育将不再局限于学校,还将延伸向社区形成学校—医院—社区三位一体的护理教育管理体制,以培养大批适合本国国情的社区护理保健人才。另外,面向社会扩大开放还意味着护理教育对象将不再局限于以护理为职业的人群,它将覆盖社会所有人群。

3. 面向综合大学和其他类学校开放

改变单一医科类学校建制,通过联合、合并、合作等形式逐步建立起文理渗透、理工医结合的新的高等护理教育形式。

（四）护理教师从经验型转向科学型

今后护理教师的任务不仅仅是通过教学培养护理人才,还需要承担开展护理科学研究和护理教育改革研究,不断提高护理教学的质量。加强护理师资培训将成为护理教育发展与改革成败的关键。

（五）护理课程设置从传统学科课程转向跨学科综合课程

为满足社区卫生保健的需要,未来的护理课程将改革传统的按学科组织的课程体系。设计和开设多学科有机组合的跨学科综合课程,开设有助于护生个性发展的专业选修课,实现课程体系的整体优化,同时鼓励各护理院校结合自身特点,发展有自身特色的课程体系。

（六）护理教学活动从被动灌输转向主动探求知识

随着创造教育思想的日益深入人心,护理教育活动的组织形式和教学方法将发生明显变革。除了传统的讲授法、演示法及练习法外,将更多地运用新的教学方法增进师生间情感交流,为学生创造更多地参与教学、主动探求知识的机会,使学生的学习活动由被动地接受知识转向主动的探求知识。

二、我国护理教育的改革

护理教育以培养适应 21 世纪社会发展需要的高等护理人才为目标,在全国范围内开展了护理教育改革,改革的主要趋向包括以下几方面。

（一）教师方面

增加临床实践，临床和院校教师双育人，院校教师每年抽1个月时间临床进行顶岗实践，学习新的临床技能。临床教师定期参与院校教师教研活动，参与集体备课，学习教学经验，以便更好地传授临床技能。

（二）教法方面

为激发学生的学习兴趣，培养学生自主学习的能力，优化教学方法，结合临床实践，采用线上＋线下混合式教学方法。

（三）教材方面

2019年6月，教育部发布了《关于职业院校专业人才培养方案制订与实施工作的指导意见》，要求促进书证融通，将技能等级标准融入人才培养方案中，开展1+X证书制度试点工作，进一步优化人才培养模式，提高人才培养质量，培养复合型技术技能人才，提升学生的就业能力。"1"是代表学历证书，"X"是代表各种类型的职业技能等级证书。为实现更好地整合，很多院校对人才培养路径进行了探索，其中针对教材的改革，鼓励学校开发活页教材，将职业技能考核标准融入专业教学标准当中。

第三章　护理教师与学生

　　护理教育活动中两个重要的因素是教师与学生。教师与学生是教育活动中最基本的要素，也是教学过程中的主体。护理学专业的学生是护理教育的对象，也是在护理教学活动中承担学习责任和接受护理教育影响的人。护理学专业的教师是护理教学活动的组织者和执行者，是在护理教育活动中承担教的责任和施加教育影响的人。作为护理学专业的教师，只有充分了解自己的学生，并对自身的教师角色有全面、正确的认识，才能更好地实现护理教育培养目标，不断提升护理教育质量。

第一节 护理教师

一、教师概述

(一)教师的概念

广义的教师泛指在人类社会中,人与人之间存在的一种影响关系,如果其中的一方,有意识地利用这种影响,使对方身心发生一定的变化,就实际上起着教师的作用,这是广义的教师概念。狭义教师的定义是接受社会的一定委托,在学校中以对学生的身心施加特定影响为其主要职责,而且还对社会负一定的义务和责任,具有相应的社会约束的人。[①]

(二)教师的角色

"角色"是一个人在多层面、多方位的人际关系中的身份和地位,是一个人在某种特定场合下的权利、义务和行为准则。教师的角色概括如下(表3-1)。

表 3-1 教师的角色

教师的角色	具体阐述
人才的培育者	教学的任务,不仅在知识传递上,更重在育人,育人是教学质量的直接体现。教师要对学生的德、智、体、美的发展全面负责,善于寓德于教,在教学中要将知识传递、智力发展与德育教育有机地结合起来
知识的传递者	这是教师的基本角色。教师要承担教书育人的教学工作,就应具有合理的知识结构及广博的文化知识,掌握精湛的教学艺术,对学生进行学习方法的指导,发展学生的思维及创造能力
教学的设计者	教师是学生自主学习的设计者。教师要根据教学目标和学生的特点,选择适合的教材与教具,设计教学过程,设计学生和学习材料之间的相互作用

---

① 张改叶,董晓建.护理教育学[M].北京:人民军医出版社,2004.

续表

教师的角色	具体阐述
学生的伙伴	教师要与学生交朋友，与学生建立和谐融洽的师生关系，以保证因材施教的落实
课堂的组织者和教学管理者	教师既要从事教学和科研，还要积极参与学校的各项管理工作。如课堂教学形式的组织与实施，对教学环境的控制和管理，教学过程中偶发事件的处理等，还要协助建立各种教学规章制度、维护正常的教学秩序
科学的研究者	科学研究是教师不断提升学术水平，提高教学质量的重要保证，教师要掌握科研的规律与方法，还要对自己的教学进行反思和评价，分析其中的不足，提出改进方案，并进行教学改革与研究。同时还要从事一些护理专业的科学研究，不断提高自己的专业学术水平

（三）教师劳动的特点

任何劳动都有其自身的特点，教师的劳动具有如下特点（图3-1）。

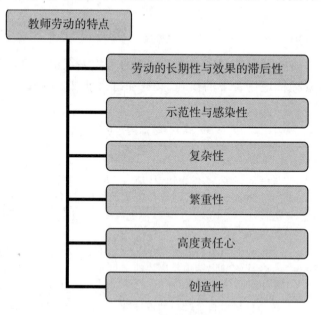

教师劳动的特点

劳动的长期性与效果的滞后性

示范性与感染性

复杂性

繁重性

高度责任心

创造性

图3-1 教师劳动的特点

1. 劳动的长期性与效果的滞后性

（1）劳动的长期性

人的培养周期长，见效速度慢。在人的培养过程中，无论是知识的传授、道德观念的树立，还是行为习惯的养成，都需要一个长期复杂的过程，同时也需要教师付出长期的努力。

（2）劳动效果的滞后性

教育规律表明，教育劳动的效果需要一个积累的过程。教师工作质量的好坏往往要等到学生走上社会、服务社会时才能得到检验，这就决定了教师的劳动是一种潜在形式的劳动，劳动的效果具有滞后性。

2. 示范性与感染性

（1）劳动的示范性

教育是培养人的活动，教师的劳动带有强烈的示范作用。处于身心发展中的青少年具有很强的依赖性，他们时刻观察着教师的一言一行，并视之为模仿的对象。任何一个教师都在对学生进行示范，这就要求教师要时刻注意，处处为人师表，以身作则。

（2）劳动的感染性

教师在引导学生认识客观世界的同时，自己也作为其中的一部分参与学生的认知过程。教师要想取得好的教育效果，就必须用真挚的感情和优良的个人品质去打动学生的心灵，善于理解学生、关心学生及启迪学生。

3. 复杂性

教师劳动的复杂性主要体现在以下几方面（表 3-2）。

表 3-2　教师劳动的复杂性

教师劳动的复杂性	具体阐述
劳动对象具有主动性和多样性	教师的劳动对象是具有独立个性和主观能动性的人，教育对象之间存在着很大的差别，这就使得教师的活动不是单向灌输的过程，而是双向影响的过程。教育对象具有主观能动性，这种主观能动性还赋予教师劳动过程以反作用，这种反作用表现出特有的丰富形式和复杂程度。学生作为一种客体，是具有思想、情感的综合个体，他们能动地参与教学过程，并影响教师的劳动

教师劳动的复杂性	具体阐述
影响学生发展的途径具有多样性	教师劳动的过程是一种以知识信息为载体的传递和转化过程,是一种综合运用、消化、发现知识和技能的复杂的脑力劳动和体力劳动。教师不仅要考虑到学校教育对学生的影响,还要考虑校外的影响因素,要善于利用有利的影响因素,抵御或转化不利的影响因素
教师劳动的任务具有多方面性	教师劳动的根本任务是教书育人,促使每一个学生的身心都得到和谐统一的发展,这就体现了教师劳动任务的艰巨性和复杂性。教师要完成这一艰巨复杂的任务,不仅需要学校机构的配合,还需要家庭和社会的支持。此外,教师还承担着科研及服务社会的任务

4.繁重性

教师劳动的繁重性主要体现在以下几方面(表3-3)。

表3-3　教师劳动的繁重性

教师劳动的繁重性	具体阐述
教学内容具有多样性	教育不仅传递科学文化知识,还担负着学生思想道德的培养、身体素质的提高等多方面的任务。因此,教师既要在课内向学生传授科学知识,又要在课余组织学生开展丰富多彩、各种形式的第二课堂活动,发展学生兴趣、爱好、才能;既要全面指导学生校内学习、生活,也要关心他们的校外交往、活动;既要进行知识传授,又要从事科学研究
劳动空间的延展性和时间的连续性	学生活动的时间和空间不仅仅局限于学校,学生接受外界影响却没有时间和空间的界限。因此,教师的劳动也没有时间和空间的界限。只要有学生的地方,就是教师劳动的场所。同时,人的发展的无限性向教师提出无限量的时间要求

5.高度责任心

责任心是教师师德和整体素质的最基本的体现,教师劳动的高度责任心主要来自两个方面。

（1）教育的成功常常影响社会的进步和发展以及人类生活与生存质量的提高,因此社会与人们对教师寄予厚望。

（2）教师是直接从事各类人才培养的工作,他们的劳动优劣将直接关系到学生身心发展的前途,因而家长和学生本人也对教师寄予较高期望。

6.创造性

教育是培养人的活动,教育对象的特殊性和复杂性决定了教师劳动的创造性,这种创造性体现在以下几个方面(表3-4)。

表3-4 教师劳动的创造性

教师劳动的创造性	具体阐述
因材施教	学生的身心发展各有其特点,这就决定了教师要想取得好的工作成绩,就必须不断探索创新,因人而异,因时而异,因地而异地选择和创造新的教育方式与方法。只有因材施教,才能扬长避短,灵活地、创造性地解决问题
对教学内容的处理和加工	教师劳动的创造性,还表现在对教学内容的不断更新和改造。教师备课是对教学内容再创造的过程,护理教师在教学过程中利用临床案例丰富教学内容,利用挂图等教具直观教学内容,使之既能符合当代科学和文化艺术的发展水平,又符合学生的年龄特征、认知发展水平和学习特点
对教育教学的原则、方法和内容的运用、选择和处理	具体表现为创造性地运用教学原则和方法。教学有法,但无定法。不同的教学内容、教学对象、教学条件和教师水平等情况下所运用的教学原则、方法就有所不同。反之,同样的教学原则、方法,在一种情况下适用,在另一种情况下可能完全不适用。因此,教师必须根据不同情况,创造性地选择、运用教学原则、方法,并经常探索新的、行之有效的教学原则和方法
灵活运用教育机智	教育机智是对突发性教育情境作出迅速恰当处理的随机应变能力。教育情境往往难以控制,预料不到的情况随时可能发生。教师要善于捕捉教育情境中的细微变化,迅速机敏地采取恰当措施,并创造性地利用突然发生的情况把教育活动引向深入

(四)教师劳动的价值

教师劳动的价值主要体现在教师在社会和人的发展中所起的作用上,可分为显性价值和隐性价值。

1.教师劳动的显性价值

教师劳动作为促进人发展的活动,在促进受教育者身心发展方面具有价值属性,即构成了教师劳动的显性价值,教师劳动的显性价值主要体现在以下几方面(表3-5)。

表 3-5 教师劳动的显性价值

教师劳动的显性价值	具体阐述
教师的显性价值表现在直接经济价值的创造上	教师劳动除了传授知识外,科学研究也是另一项重要任务
教师的显性价值表现在其能力价值上	能力价值依附于人的智商,是人的脑力与体力的表现。教师的能力价值主要通过培养人来实现。劳动力是实现教师显性价值的中介,劳动力价值是其显性价值的最终体现
教师的显性价值体现在以自己的知识和经验为基础为社会提供服务上	社会主义现代化建设需要大批各行各业、各个层次的高素质专门人才,需要教师付出辛勤的劳动。教师是人类文明的传播者与创造者,社会的发展与个人的幸福都依赖于教师的劳动。可以说,教师担负着推动社会进步的重大历史责任

2. 教师劳动的隐性价值

教师通过促进受教育者发展,从而促进社会发展所呈现出的价值属性称为教师劳动的隐性价值。教师是学校教育活动的设计者、组织者,教师通过自己的科学性劳动,可以有效地帮助学生构建合理的认知结构,最大限度地开发学生的心智潜能,可以说,教师的劳动推动着个体精神世界的升华和人类社会精神文明的进步。

二、护理专业教师的地位

护理专业教师的社会地位主要体现在以下三个方面。

（一）在学校范围内的地位

护理专业教师在整个学校的教学工作中处于主导地位,他们不仅向学生传授专业知识、启迪学生的智慧,而且言传身教,精心陶冶学生的专业思想品德及情操,培养学生形成健康的人格。

（二）在整个社会中的地位

从整个社会的发展来看,随着教育在社会经济发展中的地位逐渐被人们所认识,教师的地位也日益提高,尊师重教已成为一种良好的社会风尚。由于护理专业教育层次的不断提高,护理专业教师在社会中所发挥的作用逐渐被人们所认识,其社会地位也在不断提高,受到了社会的尊重。

（三）在教育过程中的地位

教师在教育过程中具有主导地位。这种主导作用主要体现在以下几方面。

第一,教育是人类的一种实践活动,教师是这种活动的主导,学校以教学为主,学校的全部教学活动都是在教师的指导下完成的。

第二,教育是人类的一种特定的社会现象,教师的作用在于使学生的身心朝着社会所要求的方向发展。

第三,教育是一种有组织的过程,教师是这一过程的组织者及领导者。

三、护理专业教师的职业道德

教师的职业道德是指教师作为从事教学工作的脑力劳动者在教学实践中应遵循的道德规范,简称"师德"。护理学专业教师的职业道德是护理学专业教师从事护理教育工作时应当遵守的行为准则和规范,既与社会主义道德规范保持一致,又具有与护理教育专业相联系的特点。护理学专业教师高尚的职业道德主要包括以下几个方面。

（一）对待学生的道德

教师职业道德的特质就是对学生的道德。热爱学生是护理学专业教师职业道德的核心,是护理学专业教师最崇高的道德感情,是护理学专业教师处理师生关系的行为准则。具体来说,对待学生的道德主要包括以下几方面(图3-2)。

1. 尊重学生,信任学生

尊重学生包括三个方面的含义。

第一,教师要意识到学生具备人所必需的自尊、需要及应有的权利,因此要科学平等地对待学生。

第二，学生是教学的根本，因此，教师要尊重学生的发展规律，各项教学活动应适应学生的身心发展水平，要从学生利益出发。

第三，尊重学生作为人的主观能动性，教师应给学生心灵的自由，给予其个性发展的空间。

信任也是一种教育力量，它能够唤起学生的自信心和对美好前途的追求，尊重学生就是要信任学生，要相信每一个学生经过教育都是能够进步的。

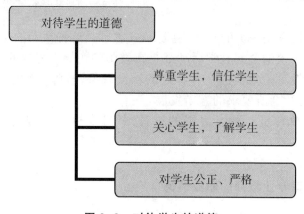

图 3-2　对待学生的道德

2. 关心学生，了解学生

学生是教师进行一切教学工作的前提。如果教师失去了对学生的热爱和关心，就失去了做好教育工作的重要基础。因此，护理学专业教师应力求全面关心和了解每一个学生，熟悉学生的心理特点，努力使自己成为学生的知心朋友。

3. 对学生公正、严格

教师公正是指教师在从教生涯中表现出的正大光明、质朴和公道的品质。对学生严格要求也是一种高尚的职业道德。护理教师既要对学生公正平等，又要严格负责。当然，严格要求并不是越严越好，而应严而有度。

（二）对待护理教育事业的道德

忠诚于护理教育事业，既是一个道德信念，也是护理学专业教师最崇高的美德,主要包括以下几个方面(图3-3)。

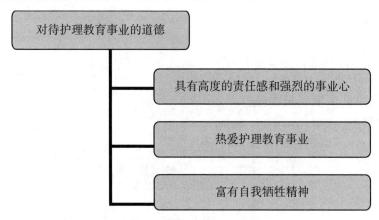

图 3-3 对待护理教育事业的道德

1.具有高度的责任感和强烈的事业心

(1)具有高度的责任感

高度的责任感是护理学专业教师做好护理教育工作的强大动力。护理学专业教师的责任感在于自觉地把培养高质量的护理人才作为自己神圣的天职,把自己的一切献给自己所从事的护理教育事业。

(2)具有强烈的事业心

强烈的事业心就是坚信自己从事的护理教育事业是崇高的事业,并决心在护理教育工作中,为党和人民做出更大的成绩和贡献,推动护理教育事业不断前行。

2.热爱护理教育事业

热爱护理教育事业是护理专业教师热爱祖国、热爱人民的集中表现和实际行动,它既是护理学专业教师整体崇高声誉的重要标志,又是每个护理学专业教师做好护理教育工作的动力。

3.富有自我牺牲精神

护理学专业教师在劳动中倾注了他们的全部精力和心血,但所得报酬却可能低于他们的付出。这就要求护理学专业教师具备不计得失,勇于献身及乐于奉献的精神。

（三）对待自己的道德

对待自己的道德主要体现在以下几方面（图3-4）。

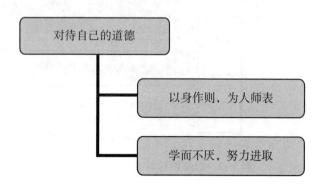

图 3-4　对待自己的道德

1. 以身作则，为人师表

教师的行为会对学生产生潜移默化的影响，因此，教师不仅可以用自己的知识和技能教人，还要用自己的模范行为影响人，这种示范作用不能被取代。因此，护理老师应该随时随地严格要求自己，成为学生的榜样。

2. 学而不厌，努力进取

教学不仅仅是简单地传授知识，更是一种创造性劳动，这就促使护理学专业教师必须努力学习，不断进取。此外，教育不仅是一门科学，而且是一种艺术，需要教师通晓教育理论，不断提高自己的教学能力和教学水平。

四、护理专业教师的专业化发展

（一）护理学专业教师专业化发展的定义

护理学教师专业化发展是指教师作为护理学专业人员，通过合格的专业训练和自身的自主学习在专业思想、专业知识、专业能力等方面不断发展和完善的过程，即从护理学专业新教师到专家型教师的过程。教师的专业化发展的主要内容包括三个层次。

1. 知识层次

教师作为一种职业,必须具备本专业的基本知识。

2. 能力层次

教师专业化发展的程度就是教师的教育教学实践能力提高的过程。

3. 情感层次

情感层次包括职业伦理与思想道德的范畴,是教师专业化发展的重要方面。

(二)护理学教师专业发展的途径

护理院校要培养高质量人才,关键在于培养建设一支高水平的专业化师资队伍。概括来说,护理学专业教师发展的途径主要有以下几种(图3-5)。

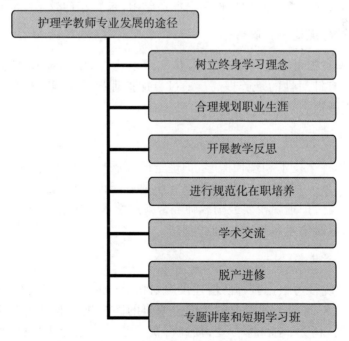

图 3-5 护理学教师专业发展的途径

1. 树立终身学习理念

未来是一个学习型社会和终身学习的时代，以终身学习的观点培养自学的态度与愿望，这是护理学专业在职教师提高业务水平的重要途径。护理学专业教师一般都受过良好的教育和专业训练，具有一定的自学能力，可以结合自己专业的方向学习相关内容，丰富自己的专业知识。

2. 合理规划职业生涯

职业生涯规划是护理教师成长、发展的动力与方向。良好的职业生涯规划可以充分发挥自我潜能。护理教师可以通过对自身特征、能力、专业知识与技术、家庭等因素进行客观分析与评价，对自己各阶段的发展计划做出设想。

3. 开展教学反思

教学反思是教师专业化发展的核心因素之一，教学反思可以进一步激发教师终身学习的自觉冲动，不断反思和发现困惑，不断地对已有的教学经验产生怀疑，从而促使自己深造学习，重新建构教学经验。

4. 进行规范化在职培养

护理院校可通过具体教学、临床实践以及科学研究工作对教师进行有计划、有针对性的培养提高。通过参加护理教学实践，巩固教师专业知识，不断提高教学水平。

5. 学术交流

现代科学技术和现代医学、护理学的发展日新月异，只有了解本学科的国内外发展动态，才能始终站在学科发展前沿，把握学科发展的大趋势。因此，护理院校要鼓励教师经常参加学术交流，通过互相交流，取长补短，活跃学术思想，提高业务水平。

6. 脱产进修

护理院校可根据教师队伍建设规划和学科发展，每年选派一些教师到国内院校或有护理专业的干部进修班的院校进行脱产进修学习，以集中时间、精力，学得深一些，提高得快一些。护理专业的教师到校外进修，还可受到不同学校、不同学术观点的影响。有条件的院校还可选派一些基础较好的优秀护理教师到国外去深造,学习外国先进的护理理论、技术及护理教学方法,使我国护理教育尽快与国际接轨。在教师进修中应注重专业科学素养与教育科学素养,并维持两者的协调。从我国的实际与国际发展的趋势看,后者应受到更大的重视。因为教师有了丰富的现代教育科学理论的武装,才能更有效地发现、发掘本专业的知识。

7. 专题讲座和短期学习班

护理院校应有计划地安排教师参加多种形式的新知识、新技术学习班和专题讲座,或邀请一些学术水平高,在本学科或相关学科领域有新发现、新创造的国内外学者来校讲学,以拓宽教师知识面,更新知识结构,更好地胜任护理教育教学工作。

五、护理专业教师培养的原则

对在职护理专业教师的培养,必须坚持以下几条原则(图 3-6)。

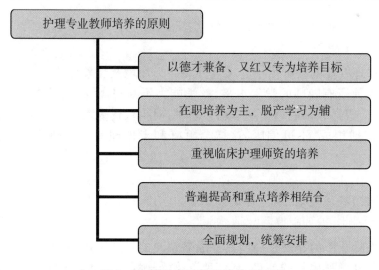

图 3-6 护理专业教师培养的原则

(一)以德才兼备、又红又专为培养目标

对护理专业教师的培养,必须重视政治思想教育,提高职业道德水平,使教师树立科学的世界观,成为具有坚定的共产主义信念和无私高尚献身精神、又红又专的人才。

（二）在职培养为主,脱产学习为辅

由于在职教师均有自己的工作任务,所以,大量教师应坚持在职培养,边工作边学习。对有培养前途的青年教师或因开设新课,而本校因条件限制无法培养的教师可选派其脱产学习。

（三）重视临床护理师资的培养

临床教学和实习是护理教学的重要组成部分,要建立和保持一支数量足够、相对稳定的临床护理师资队伍。同时,要对临床护理教师加强教学法的培养,使他们熟悉教学工作,总结教学经验和规律,树立以教学为先,为教学服务的思想。

（四）普遍提高和重点培养相结合

护理专业的教师由于先天条件和后天环境及受教育的影响,素质各异。为使所有教师的学术水平、教学能力不断提高,必须对他们普遍进行培养,狠抓教师的教学基本功。同时,对少数优秀教师进行重点培养,两者相辅相成,不可偏废,这样会更有利于护理专业教师队伍的普遍提高。

（五）全面规划,统筹安排

教师队伍的建设是一项具有战略意义的长期工作,要根据本单位实际情况和学科发展的趋势,制订师资培养规划。在制订护理专业师资培养规划时,应注意以下几点。

第一,结合本单位学科建设需要,根据院校总体规划及专业设置要求来制订。

第二,预测护理学发展新动向,在规划中应注意在培养新兴学科、交叉学科师资方面打提前仗。

第三,既要有长期打算,又要做好短期安排,对教师培养应有定量定性标准。

第四,加强组织检查工作、建立考核制度,经常检查、督促,建立和管理好教师业务档案。不论何种方式的培养,均应有相应考核措施,防止放任自流。

六、护理专业教师的心理品质

护理专业教师的职业特点及在护理教育活动中长期扮演的角色,使其逐渐形成特有的心理品质。概括来说,护理专业教师的心理品质主要包括以下几方面。

（一）理解学生

理解学生是一种复杂的多方面的能力,它由许多相关的品质构成（表3-6）。

表3-6　理解学生的构成要素

构成要素	具体阐述
心胸豁达	护理专业教师应能接纳来自学生的与自己不同的看法和见解思想和情感以及价值观念,与学生和睦相处
敏感性	敏感性是指一个人对于人际关系即社交关系中出现的变化能及时作出情感反应的能力,它是教师有效教学的一个重要因素。护理专业的教师要独具慧眼,从目前表现平平的学生中发现有巨大发展潜力的人才
移情理解	移情理解是指护理专业教师应能够深入学生的内心,站在学生的位置上,设身处地为学生着想
客观性	护理专业教师应能客观公正地看待学生,客观分析学生的长处和短处,对学生抱有恰如其分的期望,能理智、公正地处理学生的问题

（二）与学生相处

护理教学是一个人际交往的过程,护理专业教师只有与学生和谐相处,才能取得较好的教学效果。概括来说,护理教师与学生相处时应做到以下几方面(表 3-7)。

表 3-7　护理教师与学生相处的技巧

护理教师与学生相处的技巧	具体阐述
真诚	护理专业教师应能真诚对待学生,不以个人的权威或职业地位作掩护,来掩饰自身存在的缺点。但应注意教师不能将真诚与自我放纵混为一谈,应表达业已为教育经验证明有益于学生的情感
态度平易近人	护理专业教师对学生应持平易近人的态度,应允许学生犯错误和认识错误,对于学生的行为循循善诱,引导学生不断取得进步
积极相待	护理专业教师对任何学生都应持积极认可的态度,使学生从教师处获得安全感、信任感,感受自身活动的价值,产生成功与发展的向往
掌握良好的交往技巧	护理专业教师应具有良好的交往技巧,能够在各种情况下通过语言或非语言信息,就不同问题传递自己的见解、观念及情感,并使学生易于理解、乐于接受

（三）了解自己

护理教师能否成功地扮演各种角色,很大程度上取决于他们对自己的了解。优秀的护理教师可以通过自我观察、自我体验和自我评价,获得清晰准确的自我意识,了解自己的立场和努力方向。在自我认知的基础上,有效开展自我监督。在自我意识的基础上,他们经常反思自己,克服自己的弱点,提高自我控制能力,自觉抵制各种不利因素的影响,将自己的情绪和行为限制在合理的规范内,并可以通过自我疏导从矛盾和困难中解脱出来。这种自我认识也可以帮助护理教师根据实际情况不断调整自己的思想和行为,以更高的标准要求自己,不断提高自己。在此基础上,护理教师可以有安全感和自信心,从而成为学生的榜样。

七、护理专业教师的评价

（一）护理专业教师评价的含义

护理专业教师评价是在正确的教育价值观指导下,根据教育目标及教师的根本任务,按照规定程序,运用科学的技术、方法,对教师工作的状态与绩效进行的价值判断活动。

(二)护理专业教师评价的目的

护理专业教师评价的目的主要包括以下几方面。
第一,提高教师素质。
第二,调动教师提高教学质量的积极性。
第三,加强教师队伍管理。
第四,促进教师管理科学化。
第五,促进全面实施素质教育。

(三)护理专业教师评价的基本内容

护理教师的评价主要包括以下几方面(表3-8)。

表3-8 护理专业教师的评价内容

护理专业教师的评价内容	具体阐述
护理专业教师教学评价	教学评价即教育教学能力及绩效的评价。教育教学能力及绩效是护理教师作为教师是否能够处理好教师、学生、教学内容的关系,是否能够组织好教学,技巧恰当,方法合理,表达清楚,是否真正促进了学生的学习和身心等方面的发展
护理能力评价	护理能力评价即专业能力评价,是针对护理教师作为护理专业人士,是否具有护理的意识、态度、知识和技能,能够及时机智地处理护理中的紧急情况的能力,提高服务对象的健康水平等方面的评价
科研评价	科研评价就是针对护理教师的科研能力和水平的评价。一个不善于进行教育研究的教师,容易因循守旧、缺乏改革创新,个人经验不能及时上升到理论进一步发展,同时先进的教学思想也难以接受。通过科研能力和水平的评价无疑可以起到引导和激发教师的科研意识和积极主动地参与到教学科研中去

（四）护理专业教师评价的方法

护理教师评价的方法很多，主要包括以下几种（图 3-7 ）。

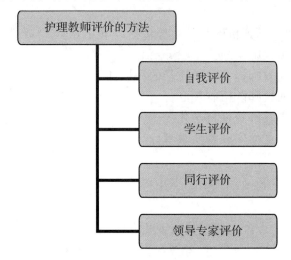

图 3-7　护理教师评价的方法

1. 自我评价

教师用科学的指标体系来衡量自己的工作，明确哪些方面达到了要求，哪些方面还有差距，从而推动教师改进教学、提高效率。某种意义上说，教师自我评价过程就是教师自我学习过程，自我激励与自我提高的过程。

2. 学生评价

学生是学习的主体，也是教育的对象，是教师教育影响的直接体验者。学生的体验和感受最能有效地反映出教师某些方面的水平。因此，让学生评价老师是对教师进行评价的一条重要的、较为真实可靠的信息渠道。为力求学生评价的真实性、有效性、精确性，实施学生评价时，老师要做到以下几方面。

第一，鼓励所有学生参与评价，特别是网络评价。

第二，在评价前，一定要进行学生评价的引导和培训，让学生正确对待评价，在听课时有思想准备，有的放矢。

第三，授课前一定要介绍授课老师的资料，避免评价时出现错填和乱填的情况。

3.同行评价

同行就是相关教研室或学校内外的同专业教师。由于是同行,他们对本学科的教学大纲、学术动态、教学意图、内容方法以及对师生的背景情况较为熟悉,因此容易做出恰如其分的判断,也有利于提高护理教师师资队伍的整体水平。

4.领导专家评价

领导专家是评价实施的重要人物,具有一定的权威性,他们有责任公平地评价教师,但事实上,领导专家很难深入教师工作的第一线,做出全面、恰当地评价。为了弥补这一情况,目前许多护理院校都采用专家督导组的方式开展工作,让退休或者即将退休的领导和专家组成专家组,定期或不定期进入教师课堂,了解学生意见,听取教师课堂教授或者深入教研室进行督察,力求客观真实地以促进教师发展为目的进行评价。

第二节　护理专业学生

一、护理专业学生的基本属性

护理学专业学生作为受教育者具有以下基本属性。

（一）具有发展的需要

学生是一个正在成长的人,因此,其发展的需要是多方面的,包括生理和心理的、认知和情感的、道德和审美的、专业和人文的等。护理院校所设定的各层次的培养目标正是基于学生发展需要的多面性。

（二）具有发展潜能

学生的发展是指在遗传、环境和学校教育,以及自我内部矛盾运用的相互作用下身心两方面所发生的质量、结构方面变化的过程与结果。学生作为发展中的人,从开始专业学习到毕业,他们身心的各个方面都潜藏着各方面发展的可能性,其展现出的各种身心发展特征还处于变化之中,具有极大的可塑性。而且,学生的发展潜能是不可估量的,具有丰富性。

（三）具有发展的主观能动性

学生的主观能动性是指学生具有主动发展其自身的技能,在学校专业教育这一特定环境中,学生以学习为主要任务,在教师的指导下通过学习获得身心的发展。在护理学专业教育中,学生的主观能动性具体表现在以下三方面(表3-9)。

表3-9　学生主观能动性的具体体现

学生主观能动性的体现	具体阐述
独特性	独特性表现在学生有其个性,学生之间存在差异性。在护理教学情境中,不同的学生会表现出不同的认知特点,不同的分析问题及解决问题的方式方法等。即使生活在一个群体中的个体之间都迥然各异,且这种差异是客观的、永恒的。护理教师应采取积极的态度去研究、了解每一个具体学生的特点,因材施教,使每个学生都得到发展
选择性	学生在教学过程中具有独立的主人翁意识,有明确的学习目的和自觉积极的学习态度。学生可以根据自身的条件和能力选择符合自己需求及自己感兴趣的学习内容,选择自己的专业发展方向
创造性	学生学习的过程是常常以批判与怀疑的态度来接受教育的影响,同时产生自己的思考和创新的过程。因此,在教学中要鼓励学生这种质疑的态度,充分发挥其学习的积极性和创造性

二、护理专业学生的权利和义务

（一）护理专业学生的权利

护理学专业学生的权利是在公民一般权利和学生权利的基础上,根据医学院校教育和学生的特点而规定的护理学专业学生应享有和受到保障的权利。护理学专业学生既有作为普通公民享有的宪法法律所规定的一切公民权,又享有《高等教育法》《普通高等学校学生管理规定》等教育法律法规所规定的专有权利。同时,作为护理学专业的学生,还享有医学生应享有的权利,主要包括以下几方面(图 3-8)。

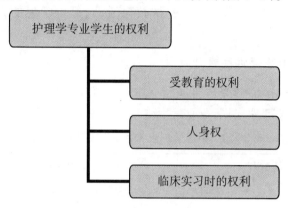

图 3-8 护理学专业学生的权利

1. 受教育的权利

根据《教育法》和《普通高等学校学生管理规定》,护理学专业大学生享有和所有在校大学生相同的权利。

第一,参加学习教育教学计划安排的各项活动,使用学校提供的教学设备、图书资料。

第二,参加社会服务、勤工助学,在校内组织、参加学生团体及文娱体育等活动。

第三,按照规定可申请获得奖学金、助学金及助学贷款。

第四,在思想品德、学业成绩等方面获得公正评价权,完成学校规定学业后获得相应的学历证书,学位证书。

第五,对学校给予的处分或者处理有异议,向学校或者教育行政部门提出申诉的权利。

第六,法律、法规规定的其他权利。

第七,课外生活方式选择权。学生在完成正常学习活动之外,在不违反法律、法规的条件下,有权选择自己的生活方式。

第八,救济权。当学生合法权益受到不法侵害时,有权通过正当的途径请求保护。

2. 人身权

护理学专业学生的年龄基本接近成人，按照我国《宪法》规定，他们享有平等权、人身自由权等，因此医学院校在培养护理学专业人才的过程中，应根据学生的特点科学安排教育活动，尊重学生的人格，保护学生的隐私。

3. 临床实习时的权利

临床实习在护理学专业人才的培养过程中起着举足轻重的作用。在临床实习期间，护理学专业学生应享有以下权利（表3-10）。

表3-10　护理学专业学生临床实习时的权利

临床实习时的权利	具体阐述
良好的学习环境	实习单位应为学生提供充分的临床实践环境与机会，提供必要的学习材料与学习活动等
知悉实习的安排	学生有权知道实习过程的安排，有权利期望教师引导他们达到目标。教师应该向学生解释实习单位的政策、实习轮转的程序、临床教学方法及评价方法等
有权选择带教教师	临床实习也属于护理的教学过程，学生在临床实习过程中有权利选择合格的带教教师来指导
有权拒绝执行某些操作	对教师要求其执行，但自己在实习中未曾学习过或自认为尚不熟练的技能，有权利拒绝执行
有权询问评价结果	为确保自己在临床实习期间获得客观、公正的评价，学生有权了解教师对自己实习表现的评价结果及评价依据，同时学生也须尊重教师对他们所作出的专业性评价

（二）护理专业学生的义务

护理学专业学生的义务既要履行普通高等学校学生的共性义务，又要履行本专业学生的特定义务。

1. 普通高等学校学生的共性义务

根据《普通高等学校学生管理规定》，护理学专业学生在校期间应履行与所有在校大学生相同的义务，具体来说主要包括以下几方面。

第一，遵守宪法、法律、法规。

第二，遵守学校管理制度。

第三,努力学习,完成规定学习任务。

第四,遵守学生行为规范,尊敬师长,养成良好的思想品德和行为习惯。

第五,按规定缴纳学费及有关费用,履行获得贷学金及助学金的相应义务。

第六,法律、法规规定的其他义务。

2. 护理专业学生的特定义务

护理专业学生的特定义务主要包括以下几方面。

第一,努力学习专业知识和各项护理技术。

第二,尊重、珍视每一个生命,平等关爱每一个病人。

第三,按要求参加临床见习和实习,并在带教教师的严格指导下进行临床工作。

三、护理专业学生的素质

为更好地满足社会发展的需要,护理教育者在培养护理专业学生的过程中,必须明确新形势下护理专业学生应具备的素质,研究护理专业学生素质的培养途径与方法,才能为国家和社会培养合格的护理人才。

（一）护理专业学生应具备的基本素质

护理专业学生应具备的基本素质主要包括以下几方面(图 3-9)。

1. 道德素质

（1）要有坚定的政治信念,有强烈的责任感和敬业精神。

（2）关爱生命,充分体现人道主义精神和全心全意为护理对象服务的专业精神。

（3）具有科学的精神、严谨务实的工作作风以及符合职业道德标准的职业行为。

（4）明确法律意识,树立法律观念,自觉将专业行为纳入法律和伦理允许的范围内,能运用相关法规保护护理对象及自身的权益。

（5）具有利用一切可利用资源,以最小的医疗成本获取护理对象最佳健康水平的意识。

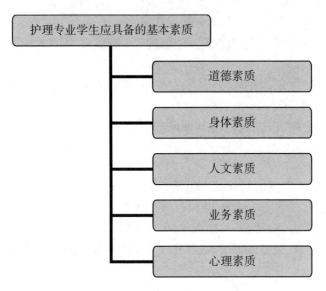

图 3-9　护理专业学生应具备的基本素质

2. 身体素质

拥有强健的体魄是护理人员基本素质中最根本的部分。护理学专业学生可以通过多种形式的体育锻炼加强自身身体素质。良好的身体素质不仅是完成护理工作的重要保障，也是提高自身心理素质的有效途径。

3. 人文素质

人文素质是指由知识、能力、观念、情感及意志等多种因素综合而成的个人内在品质，表现为一个人的人格、气质与修养。随着医院竞争模式的改变，护理人员在关注病人疾病，减轻病人痛苦的基础上，必须具有以人为本的精神，树立尊重他人、关爱他人的理念，这就要求护理人员必须具备良好的人文素质。

4. 业务素质

护理学专业学生应具备的业务素质包括系统的理论知识、娴熟的护理技能以及科学的思维方法（表 3-11）。

表 3-11　护理学专业学生应具备的业务素质

护理学专业学生应具备的业务素质	具体阐述
系统的理论知识	系统的理论知识是进行临床各科护理的基础,是指导临床护理实践的理论依据
娴熟的护理技能	娴熟的护理技能是做好护理工作,满足护理对象需要的重要条件。护理学是一门实践性很强的学科,学生的动手能力水平直接影响着未来护理服务的质量,因此对护理学专业学生而言,护理技能的培养至关重要
科学的思维方法	护理专业学生应具备的科学思维方法包括以下几方面。第一,初步形成科学的质疑态度和批判反思精神,能够运用循证思维指导护理实践。第二,初步运用评判性思维和临床决策的能力,以保证安全有效的专业实践。第三,善于从哲学的高度运用已掌握的理论和技能从宏观和微观两方面分析问题

5. 心理素质

护理学专业学生应具备的心理素质主要包括以下几方面(表 3-12)。

表 3-12　护理学专业学生应具备的心理素质

护理学专业学生应具备的心理素质	具体阐述
自我激励	这是一种正面、积极的评价,是在遇到难以解决的障碍或困难时所表现出的不怕挫折、不自怨自艾及敢于竞争的信心。通过自我激励,可以激发挑战自我的能力,维持和提高对护理工作的激情
自我意识	通过明确与发掘自我意识,能够帮助学生发现生活中的真、善、美,使其具备健全的人格、高尚的心灵、美好的情操,把对病人的情感与自我价值的实现相互融合,自觉地找到自身工作的价值,提升道德感与责任感,全心全意投入到护理工作中
情绪控制	护理工作中压力源很多,要求护理学专业学生有克制冲动、保持情绪稳定的能力,并能够在复杂的环境中恢复平静状态,以积极乐观的情绪去善待他人、感染他人,塑造谦和稳定的个人形象,更好地调整自我
挫折承受能力	护理工作中由于病人的病情复杂,变化迅速,难以达到理想的护理与治疗效果,因此造成护理工作成就感低,因此,容易出现沮丧、自卑等工作疲怠感。这就要求护理学专业学生能够具有较强的挫折承受能力,从容面对困难,逐步提高心理承受能力

（二）护理专业学生素质的培养途径

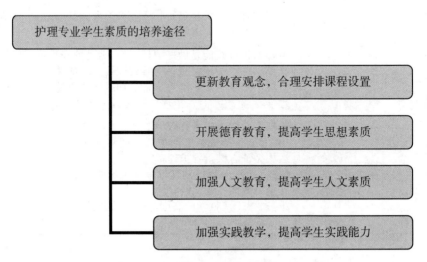

图 3-10　护理专业学生素质的培养途径

1. 更新教育观念,合理安排课程设置

为培养社会发展所需的高素质护理人才,可以将素质教育的重要内容融入课程设置中。在课程设置时需注意以下几方面。

第一,整合主干课程,规范选修课程,在知识教育的基础上注重学生素质的培养。

第二,加强专业学科课程,相应减少公共课程的课时,以突显护理的专业特点。

第三,开设新型课程,改革教学方法,探索和研究适合学生专业发展的教学手段与方法。

第四,课程小型化,形式多样化,引进"微课""慕课"等教学形式,实现课程选择自主化和知识资源公平化。

2. 开展德育教育,提高学生思想素质

优良的思想素质是促成正确行为的必要条件。护理学生只有树立正确的职业道德,才能对护理工作尽职尽责。护理教师可以开展多形式的教学实践活动,寓德于教。此外,护理教师还应做好榜样的作用,注重潜移默化的影响。

3. 加强人文教育,提高学生人文素质

培养良好的人文素质是一个潜移默化、循序渐进的过程,可以通过加大人文社会学科的课程比例,采用角色扮演等教学方法,将人文教育融入专业教育全过程。此外,护理教师在教学中的示范作用也是一种人文教育,教师要以身作则,将人文关怀渗透到每一次与学生的接触中,从而强化学生的人文意识,加快人文素质的内在转化。

4. 加强实践教学,提高学生实践能力

实践教学是护理人才培养过程中不可或缺的重要组成部分,是培养学生实践能力和创新能力的主要方法与途径。实践教学方案要坚持课内课外相结合,确保实践教学贯穿人才培养全过程;坚持整合实践教学资源,形成实践教学的良好局面。

四、护理专业学生的学业评价

（一）学业评价的依据

学业评价的依据如表 3-13 所示。

表 3-13 学业评价的依据

学业评价的依据	具体阐述
围绕教学目标	护理教学目标是学生学业评价的主要依据。首先各护理院校根据护理学专业的培养目标制订课程计划,然后针对每门课程需要学生达到怎样的目标制定课程标准,所以护理学专业的培养目标和课程标准是学生学业评价的主要依据。学生学业评价要紧紧围绕课堂的教学目标,通过试题或其他指标的形式作出评价
职业导向性	与护理职业技能和职业素质要求相结合,在评价中突出"能力"目标,以学生为主体,激发学生的求知欲,注重培养学生的创新精神和实践能力,评价要贯穿整个教学的始终,从而使学生不断认识自己,完善自己
评价内容的多面性	除考核基本理论知识和技能的理解与掌握之外,也要侧重考核学生职业能力,同时还应注重评价学生的职业素养、合作精神、探究能力与反思能力等
评价类型的多样性	根据评价目的选择不同的评价类型,可运用绝对评价与相对评价相结合、他人评价与自我评价相结合、过程评价与结果评价相结合、知识评价与能力态度评价相结合等多种评价类型

（二）学业评价的方法

学业评价的方法如图 3-11 所示。

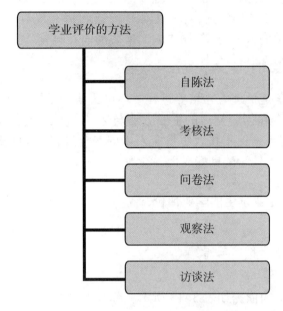

图 3-11　学业评价的方法

1. 自陈法

自陈法是学生对自己的学业成绩进行自我评价的方法，即自我鉴定。这种方法作为学生自我调整学习计划的手段，易收到良好的成效，但要防止出现误差。一般来说，自我评价多有偏高的倾向，所以需要与他人评价相结合，以弥补自我评价的不足。

2. 考核法

考核法是以某种形式提出问题，由学生用文字或语言予以解答，并以此进行质量判断。由于考核法能按照评价目的有计划地进行预定的测量，所以其应用较为普遍。在职业本科护理院校，考核法一般又分为考查、考试和答辩三种形式（图 3-12）。

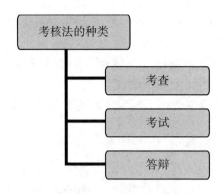

图 3-12　考核法的种类

（1）考查

一般是属于定性的方法。对于无法定量考核和不必定量考核的课程，往往采用考查的方式。

（2）考试

考试是护理院校学生学业评价的主要考核形式，对学生的学习效果做定量的分析，一般采用百分制评定成绩。考试又可分为笔试、口试及操作考核等。

①笔试

根据答卷的要求，笔试分闭卷考试和开卷考试两种。

笔试的优点主要包括以下几方面。

第一，一次考核试题量大，涉及面广，考核学生对知识掌握的深度、广度及运用知识的能力，其信度和效度较高。

第二，大批考生同时应试费时少，效率高。

第三，考生心理压力相对小，较易发挥正常水平。

第四，学生考核试题相同，教师便于掌握评分标准，可比性强。

笔试的缺点主要包括以下几方面。

第一，无法考查学生的口头表达能力、动作技能及在压力下的应变能力。

第二，考生有可能凭借猜测或作弊得分。

②口试

口试是通过师生对话的方式，对学生学业成绩进行考核的一种方法。这种方法适用于少数理论性较强，重在培养学生语言表达能力和逻辑思维能力的课程考核。

口试的优点主要包括以下几方面。

第一，考生当场回答问题，能够考核出考生对所学知识掌握的牢固、熟练程度，思维敏捷性及口头表达能力。

第二，主考教师能够通过连续发问，及时搞清考生回答中表达不清的问题，而提高考核的深度和清晰度。

第三，能够考查考生的个人特征，如气质、性格和外界压力下的应变能力。

第四，考生不易作弊。

口试的缺点主要包括以下几方面。

第一，只能逐个对考生进行考核，不能同时考核考生群体，费时、效事低。

第二，每个考生的考题不同，评价标准难以保持一致，并易受主考教师个人偏好的影响，考试信度较差。

第三，考生面对主考教师往往精神紧张，影响思考过程，难以发挥原有水平。

③操作考核

操作考核是指通过学生实际操作而进行的一种考试方法。这种方法适用于实践性较强的课程，如"护理学基础"的实践性考试，考查学生掌握操作技术和理论联系实际的能力。

（3）答辩

答辩要求学生具备一定的学术研究和探讨能力，从不同的角度阐述自己的学术观点，就教师的提问和质疑为自己的学术论点辩护。学位论文答辩一般由学位委员会专家教授主持，组建的答辩委员会具体实施。答辩人先简明扼要地介绍研究的背景和意义及论文的主要内容，然后答辩委员会委员根据本研究提出问题，由答辩人回答。最后学位委员会根据答辩评语、参考指导教师评语，进行讨论，采用表决方式通过。

3. 问卷法

问卷法是指通过被调查者回答精心设计的书面调查项目或问题的方式收集评价信息的方法。问卷法既可以掌握评价对象的客观性情况，也可以了解其态度、动机、兴趣、需要、观点等主观方面的情况。问卷法的优点是效率高，便于进行定量分析，缺点是如不及时回收，回收率可能偏低，应进行追踪调查。

根据回答问卷的方式，问卷法可分为封闭式问卷法和开放式问卷法（图 3-13）。

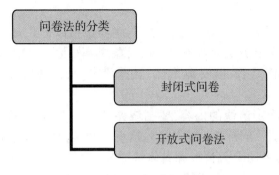

图 3-13 问卷法的分类

（1）封闭式问卷

封闭式问卷的基本形式是在列出调查项或问题时,提供若干可选择的答案供被调查者选择。

（2）开放式问卷法

开放式问卷则只提出项目或问题,由被调查者自由作答。

在进行教学评价时,常将两者结合起来,以封闭式问卷为主,以开放式问题为辅,以获得更全面、更完整的评价信息。

4. 观察法

观察法是指评价者在一定时间内,对评价对象在自然状态下的特定行为、活动、表现进行观察和分析,以获取评价信息的一种方法。观察法的优点是具有直接感受性、真实性和客观性。缺点是依赖观察者的能力和心理状况,会因主观因素的干扰而导致失真,而且资料的记录和整理较难系统化。

观察法最适用于了解评价对象的行为表现、动作技能技巧、情感反应、人际关系、活动情况等。它可采用行为描述轶事记录、检核表、评定量表等方式,记录观察结果。

5. 访谈法

访谈法是向评价对象或调查对象直接提问,了解情况,获得相关信息的方法。它获得的信息是被调查者自己陈述的,一般可作为定性分析。访谈法有双向交流、互相沟通的特点。按访谈的人数多少,访谈可分为个别访谈和群体访谈。两者各有所长,个别访谈可减少顾虑,能畅所欲言,谈得比较深入;群体访谈则利于互相启发补充和核实。访谈法的优点是可以双向交流,缺点是对访谈者的要求较高,访谈结果的处理和分析也比较复杂。

运用访谈法需要注意一定的技巧,主要包括以下几方面。

第一,要确定访谈的对象。访谈对象应是知情者,能提供评价信息。选择时,要点面结合,既有典型性,又有代表性,以便获取全面、完整的信息。

第二,要确定访谈的内容,要围绕评价的中心,拟访谈提纲、访谈表格和工作细则。访谈的内容主要包括事实和实情,被访者的意见、看法和建议及被访者的个人情况和具体特征等。

第三,访谈人员要善于控制访谈的过程,具备访谈技巧,善于协调人际关系,消除访谈对象的各种疑虑,建立和谐融洽的访谈情境。

第三节 护理专业的师生关系

师生关系是教师与学生在教学过程中所建立一种直接性的、专业性的人际关系。教学中的师生关系涉及教学过程中两个最重要、最活跃的主体关系,对提高教学质量,实现教育目标具有重要的意义。

一、师生关系的基本类型

根据不同的标准,可以将师生关系分为不同的类型。

(一)根据师生关系内容的不同进行分类

根据师生关系内容的不同,可以将师生关系分为以下几大类(表3-14)。

表3-14 根据师生关系内容的不同进行分类

类型	具体阐述
人际关系	人际关系是指教师和学生为满足交往需要而产生的关系。人际关系在师生关系中具有十分微妙的作用,学生因受到老师的爱护和尊重而尊师重教,老师因受到学生的尊敬与爱戴而敬业爱生。这种良好的师生关系会缩短双方的心理距离,创造良好的教学氛围

续表

类型	具体阐述
组织关系	是根据教师与学生在教学过程的结构中各自占据的不同地位及应该履行的不同职责而定的。一般教学中教师是施教者,学生是受教者。教师具有当然的权力和权威,学生要听从教师的教导,教师也应尊重学生的主体地位,发挥学生的主动性、积极性、创造性,应当成为现代教育中师生关系的根本特征
心理关系	包括认知及情感方面的关系,一般是在实现教学目标过程中由于彼此心理沟通的需要而发展的。师生之间正确的感知和相互理解及信任是良好心理关系建立的前提。师生之间情感的相互交流、相互鼓励、相互促进可以形成和谐的教学气氛,对教学质量及效果有良好的促进作用

（二）根据师生关系性质的不同进行分类

根据师生关系性质的不同,可以将师生关系分为以下几种类型(表3-15)。

表3-15 根据师生关系性质的不同进行分类

类型	具体阐述
专制型	专制型师生关系中,教师的责任心强,这类教师与学生之间基本不存在共同协商和协作的关系,学生对教师通常是唯命是从,不能发挥自己的主动性和创造性,师生交往难以形成互敬互爱的师生关系,甚至会形成学生对教师的反感、憎恨或对抗
管理型	管理型关系中的教师具有较强的责任心及使命感,管理目的比较明确和简单,管理手段比较严厉和规范,管理效果比较明显和直接。教师虽有一定的威严但缺乏人情味,在学生的心目中可敬但不可亲
挚爱型	在挚爱型的师生关系中,教师关心和爱护学生,在工作上比较细致周到,但对学生的严格程度不够,学生能够和教师进行情感的沟通,但是对教师的依赖性比较强,不利于其独立人格的发展
民主型	在这种师生关系中,教师的能力通常比较强,威信也较高,比较善于和学生进行平等地交流,能够根据学生的实际需要而对自己的教学方式进行相应地调整,这是一种比较理想的师生关系
放任型	在放任型的师生关系中,教师对学生的发展比较放任,不能进行及时控制,学生对于教师也比较失望,还可能会私底下鄙视和议论教师,师生关系比较冷漠

二、良好师生关系的标准

良好师生关系的标准如图 3-14 所示。

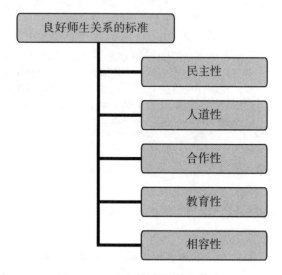

图 3-14　良好师生关系的标准

（一）民主性

师生在教学过程中要尊重各自的正当权益。和谐民主的师生关系不仅是提高教育效果、促进学生健康成长的关键因素，它还可以融洽师生间的情感关系，增进师生间的情谊，突出教师的个人魅力，增强教师在学生心目中的影响力和感染力。

（二）人道性

教师和学生在人格上和政治上是平等的，学生应听从教师的教诲，但教师也要尊重学生特有的权利和人格尊严，征求学生的意见，平等对话，真正做到实事求是、人人平等。

（三）合作性

教学是师生的双边合作，就是把整个教学过程建立在师生双边合作的基础上，把教和学有机地统一起来，在教师充分发挥主导作用的同时，学生自己做学习的主人。激起他们的学习热情，使学生由被动接受知识变为主动学习知识，师生在和谐民主的气氛中共同进行创造性的劳动。

（四）教育性

师生关系服从教育的有效性、思想的正确性。教师有正确的学生观，学生有正确的教师观。良好师生关系的目标与教育目标一致，师生关系的形成发展有利于教育目标实现。

（五）相容性

相容性是指师生为实现共同的教育教学目标，在心理上相互接纳、情感上相亲、行为相近。师生关系的相容性拉近了师生双方心灵的距离，在教育、教学中发挥着特殊的作用。

三、良好师生关系的建立

（一）综合利用各种人际交往途径活动与交往是师生关系建立的基础

1. 教学活动

教学活动涉及教师与学生的动态人际过程。

（1）课堂教学

课堂教学是教与学之间的信息传递与反馈、思维碰撞和双向交流、实行最佳控制的活动。这种活动所指向的对象是一致的，都直接指向课程标准和教科书所规定的教学内容。当师生之间就教学内容进行交流、沟通、理解、共享并达成一致时，当师生之间彼此欣赏，思想融合、情感共鸣时，则建立了良好的师生关系。

（2）临床教学

临床教学是理论和实际相联系的直接表现形式。临床教学中，师生接触时间长，共同讨论临床护理实践中遇到的各种问题，使师生双方有了更加深入的了解，有利于建立良好的师生关系。

2. 课外活动

课外活动是课堂教学的补充与延伸，是在教师的组织指导下，由学生自愿参加。学生可以根据自己的兴趣和特长，自由选择参加校内外各种小组，充分调动学生的兴趣和积极性，使他们开阔眼界，转变思想。

（二）师生共建良好的师生关系

在教学过程中，教师为教学的主导，学生为学习的主体。教师引导学生去学，教师的责任在于为学生创造轻松、愉快的教学环境，通过鼓励性的语言和体态暗示与学生进行情感沟通，使双方达到情感融合，相互产生一种热情、愉快真挚的合作欲，促进师生之间的互动与交流。同时，教师需要高度重视学生的主体地位，充分调动其积极性，取得学生的信任、理解与支持。

（三）在反馈调控中形成良性循环

教学反馈是教学过程不可缺少的一个环节。教师日常的教学是与学生之间进行各种信息传递的交互活动，这种信息交流进行得如何要靠反馈来实现，反馈是师生双方围绕课程和方法而表现出来的，教师应注意及时收集教学中师生关系的反馈信息，并以此为依据调控教学进程、教学策略等，使师生关系更适合教学的实际需要，促进教育教学的健康发展。

四、建立良好师生关系的意义

建立良好的师生关系在教育教学中具有十分重要的意义，具体来说主要包括以下几方面。

（一）是校园文化的重要内容

师生关系是一所学校的精神风貌、校风、教风和学风的整体反映,师生关系投射出学校价值取向、人际关系状况、管理水平等。

（二）是衡量教师和学生学校生活质量的重要标准

师生关系除了具有手段价值外,还对教师和学生的发展具有本体价值、目的价值。

（三）是教育教学活动顺利进行的重要条件

研究表明,师生关系与学生的学习成绩显著相关,教师与学生建立一种友谊关系,对促进学生学习兴趣和完善人格的形成有着重要的意义。

（四）有利于教学"双边"活动的开展和教学效果的提高

教学是一种双边活动,应充分发挥教师的主导地位和学生的主体地位,对提高教学质量、实现教育目标具有重要的意义。

第四章　护理的教学

　　教学是实现学校培养目标、达到培养目的的基本途径,学校的一切工作都是围绕教学工作开展并为其服务的。护理教学工作作为学校教育的基本形式,有其自身的规律。本章即对护理教学的相关知识进行简要阐述。

第一节 护理教学概述

一、护理教学的概念

护理教学是在护理教育目的和培养目标规范下,以课程内容、教学手段为中介的师生双方教和学的共同活动。通过有计划、有步骤的教学,引导学生掌握系统的护理知识、技术,发展能力和体力,逐步培养科学的世界观、高尚的道德品质和健全的个性。[①]

二、护理教学的目标

(一)护理教学目标的概念

护理教学目标是指通过护理教学活动预期达到的结果或标准,它具体体现为护理教学活动结束时,学生在护理专业知识、技能和态度等方面所取得的变化。[②]

(二)护理教学目标的特点

护理教学目标的特点主要包括以下几方面(图 4-1)。

1. 预期性与可行性的统一

教学目标以教学对象的发展现状为基础,又超越其发展现状,但这种超越一定要具有可行性。教学目标的实现能使目标的潜在作用得到最大限度的发挥,但如果目标过高、过难或不符合实际,将无法实现,也失去了应有的价值。因此,教学目标必须具体、可行。

2. 主观性与客观性的统一

教学目标既是一定社会政治、经济和文化发展对人才素质要求的客

---

① 姜安丽等.护理教育学 [M].北京:高等教育出版社,2002.
② 李小妹.护理教育 [M].北京:人民卫生出版社,2002.

观现实反映，也是客观要求在人的主观意识中的反映。因此，教学目标具有主观性与客观性的统一的特点。

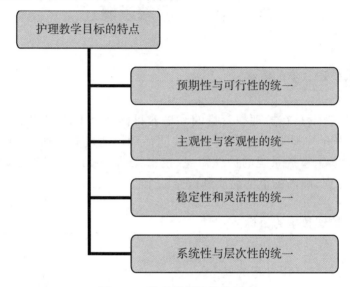

图 4-1　护理教学目标的特点

3. 稳定性和灵活性的统一

教学目标具有相对的稳定性，教学目标一经确定，就不会轻易变动，否则其导向、评价等功能将受到干扰。教学目标又具有一定的灵活性，社会的变化必然对教学提出新的要求。因此，在保持相对稳定的同时，要不断地对教学目标进行调整修正或更新，以满足社会的发展与要求。

4. 系统性与层次性的统一

由于社会对人各方面的素质要求是相互联系和制约的，各个方面的要求便形成了一个具有一定层次的目标体系。因此，在实践具体教学目标时，应注意各层次目标在整个教学目标体系中的地位和价值，各教学目标的实现也要遵循从易到难，从简到繁逐级向上发展的规律。

三、护理教学的内容

护理教学内容是基于一定社会的生产力和科学技术发展水平之上的护理科学技术的具体体现形式，是护理院校向护生传授的知识和技能、灌输的思想和观点、培养的习惯和行为等的总和。

（一）护理教学的具体内容

护理教学的内容主要包括以下几方面（图4-2）。

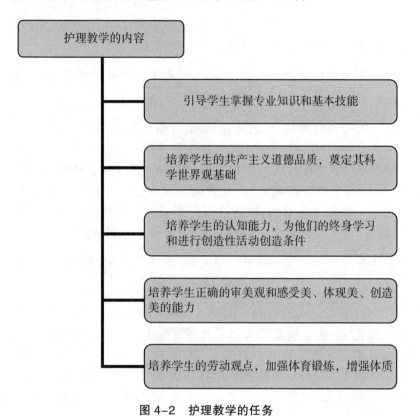

图4-2　护理教学的任务

1. 引导学生掌握专业知识和基本技能

　　护理专业基础知识是护理学及其相关各门学科的基础,是组成护理学科知识的基本结构,并揭示学科研究对象规律性的知识。护理专业的基本技能是指运用护理专业知识完成基本护理工作的能力与活动方式,护理技能是通过练习获得的。在护理教学中,要求通过严格训练,使学生掌握教学计划中所规定的护理工作基本技能。向学生传授专业基础知识与基本技能是护理教学的中心任务。

2. 培养学生的共产主义道德品质,奠定其科学世界观基础

这一任务是由社会主义护理学院的培养目标决定的,它反映了社会主义护理教学的性质和方向。在护理教学过程中,当学生获得科学和文化知识时,他们必然会受到知识中所蕴含的立场和价值观的影响。教师的思想、情感态度和人格特质将不可避免地影响学生。护理教学过程是传授专业知识与开展思想道德教育的有机结合。

3. 培养学生的认知能力,为他们的终身学习和进行创造性活动创造条件

认识能力包括观察力、记忆力、想象力和思维能力,其中的思维能力是构成人类智力的主要方面。现代科学技术的发展日新月异,人类知识在迅速增长,学生在有限的学校学习时间内,不可能掌握所有的知识。因此,发展学生的认识能力,就是要提高学生独立获取知识的能力,使他们善于学习和运用知识,成为富有创造意识与才能的护理工作者,并能在任何时候独立地获取所需的知识,适应迅速发展的社会需要。

4. 培养学生正确的审美观和感受美、体现美、创造美的能力

主要通过艺术教育组织学生观察和欣赏自然美,引导学生体验社会美、生活美、劳动美来进行的。值得一说的是护理与艺术有缘。护理这种精细的艺术,是一种以美为目标来维护、修复和塑造人体美的艺术。现在许多护校在教学计划中增加了"护理美学"课程,其目的就是要培养学生正确的审美观,培养护生具有外表美、语言美、行为美和心灵美的崇高职业形象,培养护生自觉运用美学理论,指导护理工作,从而提高护理质量。

5. 培养学生的劳动观点,加强体育锻炼,增强体质

学生在校学习期间,正是身体发育成熟的关键时期。适当进行有益于健康的劳动、体育锻炼,增强学生的体质,是护理教学的一项重要任务。因为护生体质好坏,直接影响到他们的学习和将来的工作、生活。因此,不仅体育课的教学要完成增强护生体质的任务,其他各门学科的教学也要为护生的体力发展提供有利条件。

（二）制约护理教学内容的主要因素

制约护理教学内容的主要因素包括以下几方面（图 4-3）。

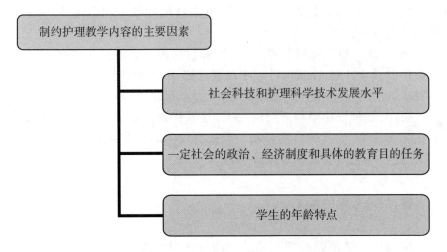

图 4-3　制约护理教学内容的主要因素

1. 社会科技和护理科学技术发展水平

随着现代科学技术和护理科学技术的飞速发展，当代世界各国在护理教学内容改革方面总的发展趋势是吸取新的科技成果，加强护理教学内容的现代化；在教学方法上注重开发学生的智力和培养学生的能力，使护理教育模式由过去的传授知识为主转变为以培养护生自学能力和创新能力为主。

2. 一定社会的政治、经济制度和具体的教育目的任务

一定社会的政治、经济制度要求有一定数量的与之发展水平相适应的科技人才为之服务。具体的教育目的任务，要有具体的与之相适应的教学内容作保证。所以，社会政治经济制度和教育目的任务是制约教学内容的一个重要因素。

3. 学生的年龄特点

不同年龄阶段的学生身心发展水平不一样，护理教学内容的难度、深度和广度一定要适应学生的年龄特点，从而促进其身心的发展。

（三）我国护理教学内容改革的原则

第一，维持学科的系统性，加强有关学科间的联系。

第二，强调基础知识、基本理论、基本技能的学习和训练，同时又要强调开发学生的智力，培养学生的能力。

第三，统一性和多样性结合，在培养目标统一的前提下，应允许有不同类型的教学计划，在教学计划中设置选修课，对护理教育既有全国的统一要求，也允许各校在执行教学计划时，从实际出发，有一定的灵活性。

第四，处理好稳定与更新的关系，技术和知识发展变化较快，需要不断更新和充实，而反映自然界和人类社会规律的基本科学原理是不会过时的，这些问题需要正确理解和掌握。

四、护理教学的意义

护理院校是培养护理人才的专门场所，护理教学具有重要意义，概括来说主要包括以下几方面（图 4-4）。

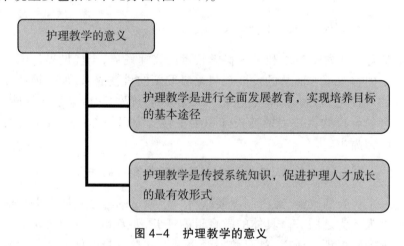

图 4-4　护理教学的意义

（一）护理教学是进行全面发展教育，实现培养目标的基本途径

护理教学能够有目的、有计划地将全面发展教育的各个组成部分，包括德、智、体、美各育的基本知识综合地传授给学生，促使学生身心各

方面协调统一地发展。

（二）护理教学是传授系统知识,促进护理人才成长的最有效形式

通过护理教学能够较简捷有效地将人类积累的一部分科学文化知识转化为学生个人的精神财富,有力地促进他们的身心发展。使学生用较短时间,花较少精力,顺利地掌握系统的护理知识与技能,成为社会所需要的护理人才。

五、护理教学计划

（一）制订护理教学计划的基本原则

制订护理院校教学计划的基本原则主要包括以下几方面(图 4-5)。

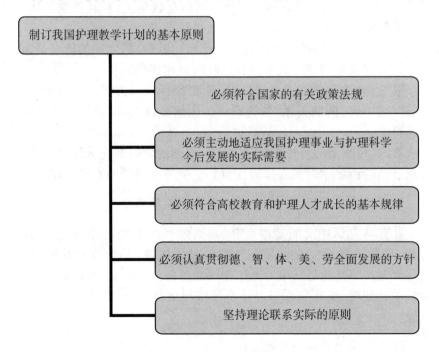

图 4-5　制订我国护理教学计划的基本原则

1. 必须符合国家的有关政策法规

制订护理教学计划时必须首先符合国家的有关政策法规，国家规定的修业年限不宜进行变动，以保证达到相应的学历规格。学年学期的确定也不宜做大的调整，以适应统一招生和分配政策的贯彻落实。

2. 必须主动地适应我国护理事业与护理科学今后发展的实际需要

教育是一种超前的事业，我们现在培养的是跨世纪的人才，因此，在制订护理院校教学计划时，还必须贯彻"面向现代化，面向世界，面向未来"的方针，为以后护理事业的发展储备知识和人才。

3. 必须符合高校教育和护理人才成长的基本规律

护理院校制订教学计划，要在总结经验的基础上勇于改革和创新，力求达到教学结构和整体优化，以利于在规定的学年内产生符合培养目标的最优教学效果。具体来说应做到以下几方面。

第一，教学为主是学校教育最基本的规律，在制订护理教学计划时必须坚持这一观点，保证绝大部分时间用在教学上，对其他教学活动的安排都要在有利于教学工作的基础上进行考虑。

第二，学科的编排要力求合理，充分注意到学科之间的依存关系，按照知识之间自身的逻辑关系，前后呼应，互相照顾。

第三，教学科目的设置，必须保证教育目标的实现，正确处理好德、智、体、美、劳之间的关系，各类课程的比例要得当，知识体系要系统、完整和科学。

第四，时间上的安排要得当，学年、学期的划分要充分注意到当地的地理、气候特点，学时的安排要注意到学生身心发展的客观规律。

4. 必须认真贯彻德、智、体、美、劳全面发展的方针

具有马克思主义的基本素养、高尚的共产主义道德和良好的职业道德，是我国社会主义性质在学校的具体体现，是学校教育的基本要求。而健壮的体魄是从事专业工作的必备条件。因此，在制订护理院校的教学计划时，必须将学习与体育锻炼相结合，以保证学生的全面健康发展。

5. 坚持理论联系实际的原则

理论联系实际的原则是护理教学的基本原则，护理院校培养的人才

绝大部分是临床护理工作人才,所以,制订护理教学计划必须认真贯彻这一原则,对学生的实验、实习、讨论等做出合理的安排。

(二)护理教学计划的构成

护理教学计划的构成主要有内容结构和形式结构两种结构形式(图4-6)。

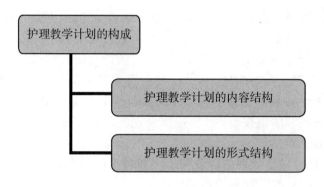

图 4-6　护理教学计划的构成

1. 护理教学计划的内容结构

我国护理院校的教学计划是由国家卫生部主持制订并颁布实施的,主要由下列内容构成(表4-1)。

表 4-1　护理教学计划的内容结构

护理教学计划的内容	具体阐述
培养目标和规格要求	是根据国家的教育目的、方针和社会主义建设事业对护理专业人才的需要,结合国家教育层次划分所规定的学校教育的总体目标和专业目标,人才规格及具体要求,其中包括护生必须具备的基本条件和入学程度,身体素质和修业年限等,核心的内容是专业培养目标,因为它体现学校教育的根本任务,决定着学校的教学方向
课程设置	是根据护理教育的目的要求和护理学校的任务、目标所确定的本专业开设的具体课程,每门课程完成的主要教学任务。它是专业培养目标的具体化要求,是编制教学大纲,也是选择教材和组织教学活动的重要依据和基本内容

续表

护理教学计划的内容	具体阐述
教学结构	教学结构是学校分析落实专业培养目标和要求,确定教学活动进程、落实教学任务的主要依据。它全面合理地安排学校的教育活动、教学活动、课外活动等,是学校组织教育、教学和各项活动的行动指南

2. 护理教学计划的形式结构

当前,国家教委已规定,只制订指导性教学计划,对高等院校的教学工作实行宏观的控制和管理。为了便于对各校的教学计划进行分析研究和评估,国家教委对高等医学院校,包括护理院校的教学计划的形式结构规定由以下内容组成:前言;专业培养目标及业务培养要求;修业年限、主干学科和主要课程;课程设置和基本要求;教学安排和时间分配,成绩考核和学位授予;教学进程表;必要的说明等。

（1）前言

前言是对教学计划总的说明。一般包括的内容有以下几方面。

第一,制订教学计划的依据。

第二,设置本专业的目的和意义。

第三,本专业的总体培养目标和基本要求。

（2）专业培养目标和业务培养要求

专业培养目标是将总体培养目标进一步具体化了的标准,在专业上可以从事哪些工作和达到何种程度。业务培养要求是指达到专业培养目标后应具有哪些知识和能力。

（3）修业年限

修业是指学生在校学习,修业年限是指学制的长短。修业年限与学生的入学水平及规定达到的学历规格有密切的联系,所以该项内容应包括以下内容。

第一,规定学生的入学程度。

第二,写明修业的年限。

第三,说明达到的学历规格。

（4）主干学科和主要课程

主干学科是根据本专业的培养要求,对有关学科进行排队、分析、比较、选择后,所确定的学科和完成本学科学习所必须了解的相关学科。

主要课程是在确定的主干学科中筛选确定的保证达到本专业层次要求必须完成的有关课程。

（5）课程设置

课程设置是根据专业培养目标和业务培养要求所规定的课程门类，内容应包括课程设置的名称、教学时数和各门课程的基本要求。

（6）教学安排和时间分配

教学安排和时间分配包括的主要内容有以下几方面。

第一，学生在校学习的总的时间安排和学年、学期的划分。

第二，各种教学活动项目的安排和时间的确定。

（7）成绩考核与学位授予

成绩考核也称学业成绩考核，是按教学计划确立的业务培养要求和规定的具体内容目标，对学生进行质量检查的方法，一般采用考试或考查的方式进行。考试和考查均为检查学生学业成绩和衡量教学效果的一种手段和方法，它们的不同点主要在于以下几方面。

第一，从目的上看，考试常用于主干课程和主要课程，考查常用于次要课程。

第二，从方法上看，考试常用于期中、期末或课程结束、毕业等较大规模和阶段性成绩考核中。考查可在日常教学活动中随时进行。

第三，从具体方法上看，考试常采用口试、笔试或实验操作等固定的方法，而考查常采用课堂提问、作业批阅、检查课堂笔记、小测验及平时的观察了解等灵活的方法。

第四，从内容上看，考试要严格按照教学大纲要求进行，考查可根据实际情况需要灵活掌握。

第五，从性质上看，考试是总结性质的，考查包括日常考查和总结性考查。总结性考查和考试相类似，但常常以章节、单元或阶段进行。

学位授予是对学生在修业年限内的学习结果的认可和颁发的证明凭据。

（8）教学进程表

教学进程表是教学计划的总结和概括。它包括的主要内容有以下几方面。

第一，开设课程的类型、门数、具体科目的时间安排。

第二，每门课程在整个数学周期内的位置和开设的先后顺序。

第三，总学时数和周学时数。

第四，考试考查的安排等。

（9）其他说明

说明是教学计划的补充和完善，使其内容更加完整并符合一定的文体规范。

六、护理教学技能

护理教学的技能主要包括以下几方面（图 4-7 ）。

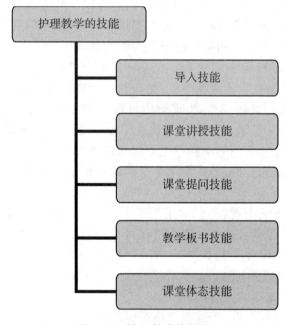

图 4-7　护理教学的技能

（一）导入技能

1. 导入的意义

护理教学的每一节课对于学生来说都是一个新的开始，要把学生学习的注意力转移到课堂上关键在于教师的导入，精彩的导入能激发学生的兴趣，并使学生怀着一种迫切需要解决问题的心情期待新课的讲授。

2. 导入的基本要求

导入的基本要求如表 4-2 所示。

表4-2　导入的基本要求

导入的基本要求	具体阐述
具有趣味性	主要是指教师的语言要风趣幽默、生动形象；教师要具有一定的激情来感染学生
具有启发性和迁移性	主要是激发学生的思维,通过创设情境、巧妙设疑、现象演示等手法来达到目的。同时,教师的导入应建立在联系旧知识的基础之上,找准新旧知识的连接点,顺利实现衔接

（二）课堂讲授技能

讲授技能是教师通过语言系统地为学生传授知识、培养能力的方法,是护理教学过程中常用的教学方法。

1.讲授技能的类型

讲授技能包含讲述技能、讲解技能、讲读技能和讲演技能（表4-3）。

表4-3　讲授技能的类型

讲授技能的类型	具体阐述
讲述技能	讲述的方式是叙述和描述事实,护理教学过程中各学科教学都有讲述
讲解技能	讲解的方式是说明、解释或论证概念、原理规律和法则
讲读技能	讲读是讲述、讲解和阅读教材（包括教师读和学生读）交叉进行,在外语教学中常用
讲演技能	讲演是深入分析教材,揭示其内在联系,论证事实并作科学结论,与讲述、讲解、讲读不同的是涉及的问题较广,需要的时间较长

2.讲授的注意事项

为了取得较好的讲授效果,教师要注重以下几点。

（1）保证讲授的科学性

教师讲授的每个概念、原理、原则和结论的内容都应是完全正确的,是学术界已有共识或已成定论的观点。同时,在讲授时要采用科学的语言。教师讲授本学科的知识,要运用本学科的专业术语,因为专业术语是一定学科范围的共同语言,有其确切的内涵和外延,用它讲授才能准确地传递信息。

（2）讲授要有艺术性

教学是一门特殊的艺术。就讲授的语言来说，既要科学发声，字正腔圆；又要根据课程、课型的特点和不同层次学生的特征点，合理运用讲授的语言艺术。

现代教学手段不管多么先进和复杂，都无法代替教师的语言，语言仍然是最基本、最有效的教学手段。课堂教学如此，参观、实验、电化教学等也如此。掌握好教学语言是教师一切基本功中重要的一项。正确运用语言应达到四方面的要求。

第一，从语音上保证学生听得清，语音高低适度，语速快慢适中，使听力差的学生也能清晰感知。

第二，从语义上保证学生听得懂，应用通俗语言。

第三，教师讲课注意语言的逻辑性，讲授时要思路清晰、简洁明了。

第四，注意语言的情感性，讲授的情感是教师真情实感的自然流露，教师应做到语言形象生动，打动人心，给学生留下深刻的印象。

（三）课堂提问技能

1. 课堂提问的功能

学习的过程实际上是一种提出问题、分析问题、解决问题的过程。高水平的提问能够引导学生通过思维探索获得知识，养成善于分析思考的习惯和能力。它在护理教学中使用广泛，其主要功能包括以下几方面（表4-4）。

表4-4　课堂提问的功能

课堂提问的功能	具体阐述
集中注意力、启发学生思维	课堂提问使得学生在好奇心的支配下，很快把心理活动集中到教师提出的某个问题上，有的教师还常运用提问来维持课堂秩序。教师的每一次提问都给学生提供一次思考机会，通过思维得出结论，这样经过不断地提出问题、解决问题，学生的思维也得到启迪，智力才能得到发展
反馈评价，调控教学过程	通过提问，可以了解学生对授课内容是否掌握，以检查教学目标达标的程度，并根据具体情况不断调整、补充原先的课堂设计，以取得最佳的教学效果
参与教学，发展表达能力	在课堂提问中，教师为学生创造表现自己观点的机会，有助于学生表达能力的提高，也有利于学生之间相互启发、共同提高

2.课堂提问的技巧

课堂提问的技巧主要包括以下几方面(表4-5)。

表4-5　课堂提问的技巧

课堂提问的技巧	具体阐述
巧妙发问	教师提问时要求每位学生都要主动参与,一般情况下,先提问中等水平的学生,同时提醒全班同学包括差生注意听,然后再请学习较好的学生补充。问题提出后要有适当的停顿时间,即给学生思考的时间
设问恰当	教师设计问题时,可紧紧抓住教材的关键,提问要符合逻辑,不能有知识性错误;提问要具有针对性,即在学生已有知识的基础上发问,问题的难易要适度,才能达到激发学生的思维的目的
启发诱导	当学生回答问题不流畅或卡壳时,或者学生各执己见时,教师要及时给予启发诱导。可采用重复提问,或给予适当提示,或修正补充等方式达到提问的目的
提问态度	教师要创设良好的提问环境,消除学生的紧张心理,使其大胆发言,积极参与。对回答不出问题的学生不能表现出不耐烦、训斥、责难的态度;在学生回答问题时要认真倾听,并给予积极回应
归纳总结	学生回答问题后,教师应对其发言予以分析评价,使问题有明确的结论,强化学生的学习

(四)教学板书技能

板书,又称为教学书面语言,在目前现代教学媒体日渐普及的时代,板书有着快捷、灵活、经济的特点,可增强语言的效果。在护理课堂教学过程中,板书仍是教师的基本功之一。

1.教学板书类型

教学板书从不同的角度进行分类可分成很多种类,选择最佳的板书形式是增强教学效果的重要一环。

(1)主板书与副板书

根据教学板书的地位进行分类,可分为主板书与副板书两种。

①主板书

主板书也叫要目板书,主要用于表达本节课的教学重点、关键内容及难点,一般保留于课堂教学的全过程。

②副板书

副板书也叫辅助板书,是反映教学内容中有关字音、词义和例句的板书,一般随教学进程的发展可随写随擦或保留。

（2）主导型板书、主体型板书和合作型板书

根据教学板书的主体进行分类,可分为主导型板书、主体型板书和合作型板书三种。

①主导型板书

主导型板书是由教师亲自完成的板书,这类板书可以事先根据教学内容的要求进行精心设计,因为是由教师亲自完成的,所以可以保证准确。

②主体型板书

主体型板书是体现学生的主体地位,由学生在教师指导下独立完成的板书。

③合作型板书

合作型板书是由师生合作书写而成的板书。

2. 教学板书的基本要求

教学板书的基本要求如下（表4-6）。

表4-6　教学板书的基本要求

教学板书的基本要求	具体阐述
准确精练、重点突出	由于黑板的面积及课时的限制,不能容纳所有的教学内容,所以教师必须在课前对教学板书进行设计。教学板书首先要用最精练的文字或简明的图形、符号准确地反映教学的主要内容;其次要反映教学的难点与重点
条理清晰、布局合理	根据教学内容的主次分几个层次构建教学板书,内容排列整齐、标号统一。一般主板书通常使用黑板左侧部分,在黑板的右侧写副板书或画板图
书写规范、示范性强	主要是指粉笔字板书要工整、板面清洁整齐。不写自造简化字,字的大小以后排学生能看清为宜
板书与讲解相结合	板书一般是在讲授过程中按步骤、分阶段地逐步呈现在黑板上。板书与讲授结合的形式有先写后讲、先讲后写、边讲边写等几种,但常综合使用

（五）课堂体态技能

体态语言是以教师的表情、手势、动作等身体各部位的变化所呈现的形态来传递语言信息的。

1.体态语言的作用

体态语言是对口头语言的辅助、补充和完善,有着口头语言不可取代的重要作用,具体体现在以下几个方面(表4-7)。

表4-7　体态语言的作用

体态语言的作用	具体阐述
传递信息的作用	在课堂教学中,教师应用体态语言教学来吸引学生的注意力,能更生动、准确地传递信息,交流情感
教育作用	教师通过站立姿势、手势、眼神、发型、服装等方面所展示的气质和修养,以及在护理技能操作过程中对患者的态度和情感,对学生产生潜移默化的影响。教师展现的仪态美可让学生在轻松、愉快的情绪中投入学习及技能练习中去,充分发挥学生的积极性和主动性
强化信息的作用	应用视听两种途径接收教学信息的效果比单一听觉的效果要好。所以,教师体态行为对于强化教学信息具有重要的作用

2.体态语言的主要类型

（1）身体动作

在教学过程中,教师的身体动作主要指在教室里身体位置的移动和身体的局部动作。身体的动作包括教师的走动、站姿和手势。

①走动

教师在走动时要注意两点(表4-8)。

②站姿

教师的站姿应该庄重、文雅、自然、挺拔。良好的站姿可以更为准确地体现一种精神状态和教学风度。站姿的基本要求是:头要平抬,颈要直,肩稍向下压,躯干部分要挺胸收腹立腰,双脚直立时可并拢,可自然分开,也可两脚前后自然分开。

③手势

手势是人的手指、手掌和手臂的动作姿态的总称。适时地应用手势可增强语言的表现力和感染力，能调动学生的学习积极性，活跃课堂气氛。教学中运用手势的要求如下（表4-9）。

表4-8 教师走动时的注意事项

教师走动时的注意事项	具体阐述
走动要有控制	走动以不分散学生的注意力为原则。 第一，控制走动的次数，不能整节课不停地来回走动。 第二，要控制走动的速度，在课堂上教师应该缓慢地、轻轻地走动，走动时身体如果突然地运动或停止也会分散学生的注意力，影响对教学内容的思考。 第三，走动时姿势要自然大方，协调稳健，不做分散学生注意力的与教学内容无关的动作
走动的位置要方便教学	第一，讲解主要教学内容时，在讲台周围、学生正面以前的范围走动为宜。 第二，提问讨论时，可走近学生或学生座位中稍靠前的方位。 第三，监考时，最佳位置是教室的后方。 第四，只有在进行辅导、检查时，才在学生中间来回走动，尽可能解答每一位学生的问题

表4-9 教学中运用手势的要求

教学中运用手势的要求	具体阐述
明确	每一个手势，都力求简单、明了、干净、利落，不可琐碎、拖泥带水
运用适当	教师手势的多少要适当。如手势过多，会分散学生的注意力；手势过少，则显得呆板，不能吸引学生的注意力
协调自然	教学手势幅度的大小要与说话、表情、形体姿态相协调。同时手势的形状、速度要与语言的内容和节奏相协调

（2）面部表情

面部表情是指教师通过自己的口、鼻、眼等器官和脸部肌肉的运动来表达或辅助表达有关课堂教学内容的信息活动。教师的面部表情，关键是把握眼神和微笑。

第一，教师在走进教室时带着微笑，学生会从教师的微笑中感受到关心、爱护、理解和友谊。

第二，在课堂教学中，教师讲话要面向全班学生，有较长时间的眼神接触，让学生喜欢听此教师讲课。应用眼神时注意多用亲切和蔼、鼓励赞扬的眼神。还应根据教学内容的需要,有意识、有目的地适当变化眼神,或坚定自信、智慧幽默,或沉默悲伤,或惊喜万分,以自己的爱憎感情使学生产生共鸣,深化对教材情感、论点的体验。

（3）合理停顿

停顿也是一种语言,是引起注意的一种有效方法。在停顿中,教师要注意掌握时间的长短。停顿在三秒钟内可引起学生的注意,长时间的停顿则会使人难以忍受。

（4）外表修饰

教师的外表修饰,是指教师在教学过程中的服装、发型、配饰、美容化妆等。外表修饰体现教师的内心修养、品格与气质,它能给学生以良好的示范意义和美的享受,这也是影响护理教学活动和教学效果的一个潜在的、不可忽视的因素。

护理教师上课时应做到以下几方面。

第一,选择适合自己体形、年龄及性格的服装及服饰。

第二,课堂上的发型一般可选择生活中通常保持的发型,或选择适合自己的、最能表现自己文化气质和精神风貌的发型。上护理操作课时按要求整理好自己的头发,戴好工作帽,做到端庄大方。不要因发型或佩带的饰物特别而分散学生的注意力。

第四,护理教师可适当地化淡妆,做到自然清雅,有助于教师在课堂教学中保持良好的精神状态和积极的情绪来吸引学生。

七、护理教学评估

（一）护理教学评估的内容

护理院校的教学工作是按照教学规律和护理专业的特点,有目的、有计划地进行,根据护理教学过程中的基本因素,护理教学评估的内容应包括以下几个方面。

1.教学条件方面

教学环境条件的主要内容包括以下几方面。

（1）教学建设

包括教学组织及制度建设、教学文件建设、教材建设、教学实验室建设等。

（2）师资力量

师资力量包括教师的学历、职称、年龄、学科结构，教师的能力水平、教学经验等。

（3）教学辅助建设

教学辅助建设包括电化教学手段的建设、图书资料室的建设、教学实习基地的建设等。

2. 教学过程方面

（1）教学各个环节的实施状况

教学各个环节的实施状况包括数学制度的落实、教学资料的选择供应、数学进程和教学时间的安排、教学方法与教学手段、教学态度与教书育人、实践性教学活动的安排与落实等。

（2）教学工作的改革创新状况

教学工作的改革创新状况包括课程体系的更新、教学方法的改革、实践性教学环节的改革、教学研究开展的状况与成果等。

3. 教学效果方面

教学的近期教学效果是学生的在校表现，是教学工作质量的直接反映，包括以下几方面内容。

（1）德育质量

如政治先进率、政治理论知识水平、学生行为道德规范标准等。

（2）智育质量

智育质量包括学生的基础知识理论水平、专业知识水平、临床实际操作水平、外语水平等。

（3）体育质量

体育质量包括体育锻炼达标率、身体形态和机能合格率、体育竞赛得分值等。

教学的远期教学效果是对学生各种知识和能力的追踪评估和社会评价。

（二）护理教学评估的步骤

通常来说，护理教学评估包括下列四个步骤（图4-8）。

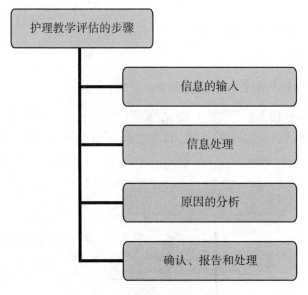

图4-8　护理教学评估的步骤

1. 信息的输入

指通过观察、面谈、测验、问卷、查阅资料等，获取有关评估对象的各种信息，取得评估所需要的第一手资料。

2. 信息处理

取得评估所需要的各种信息后，对各种信息要进行统计学处理，并应用有关学科的理论进行各种因素的分析。

3. 原因的分析

要对获得的各种评估资料进行综合分析，产生认识上的飞跃，从而对评估对象做出科学的、客观的评价。

4. 确认、报告和处理

教学评估的最终目的是为教学改革提供科学依据，对评估活动的最后步骤就必须是经过周密分析，得出科学结论，写成书面报告，提出和反馈给有关个人、组织和部门。

（三）护理教学评估的具体实施

1. 确定评估的对象和方法

评估对象和方法的选定，要依据评估的目的、要求和有关条件来确定。根据评估目的要求的不同，教学过程评估对象和方法的主要类型有以下几种（图4-9）。

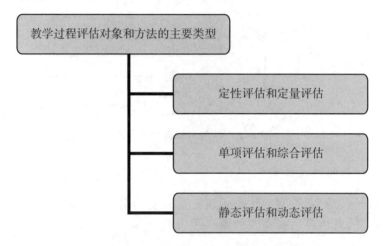

图4-9　教学过程评估对象和方法的主要类型

（1）定性评估和定量评估

①定性评估

定性评估是对评估对象的状况，从性质上作出评估。

定性评估的优点是能粗线条地掌握教学效果的基本情况和断定其基本性质，并便于处理那些不易进行定量分析的问题。

定性评估的缺点是缺少数据支持，只能给人一个笼统的概念和认识，在教学评估中，进行定性评估是必要的，但因其有局限性，还须和定量评估结合起来。

②定量评估

定量评估是用一定的数量反映评估对象所处的数值或状态。评估过程中应根据实际情况灵活掌握，不应强求每一条目都要量化。定量评估应与定性评估并用，使定量分析和定性分析相结合。

（2）单项评估和综合评估

①单项评估

单项评估是对教学过程中的某个方面和某个方面的一个具体内容进行的评估,单项评估的结论要具有可比性和激励性。

②综合评估

综合评估是在单项评估的基础上,对一个院校护理教学工作从整个上进行的评估。在教学评估中,综合评估占有十分重要的地位,它可以反映学校教学工作的整体状况。

（3）静态评估和动态评估

①静态评估

静态评估是对教学过程中的现实状况已经达到实际水平的评估。护理教学评估,一般是评估现时已经达到的实际水平。它同动态评估是一个相对应的概念。

②动态评估

动态评估是在评估已有水平的同时,还要评估发展趋势和发展速度,动态评估有利于促进评估对象把教学改革自觉地作为自己的职责,鼓励其在教学改革中发挥自己的优势,可使评估结果切实起到鼓励先进、激励后进,推动教学改革的目的。

2. 建立评估指标体系

（1）建立护理评估指标体系的基本原则

在建立护理教学评估的指标体系时,要遵循下列原则（表 4-10 ）。

表 4-10　建立护理评估指标体系的基本原则

原则	具体阐述
客观性原则	指标体系应当客观地反映真实情况,尽量避免主观因素影响,要充分利用一些公认的社会评估的方法和成果
方向性原则	指标体系应体现办学的社会主义方向和教学改革方向以及提高的方向
科学性原则	指标体系应当反映教学的客观规律,体现决定教学成败的本质的主要因素及内在联系
简易性原则	指标体系应力求简化,切忌烦琐,努力做到简便可行
可测性原则	指标体系要尽可能量化,恰当地确定各项指标的量标和数值

（2）建立护理教学评估指标体系中应正确处理的几个关系

在建立护理教学评估指标体系时,应正确处理好以下关系（表

4-11）。

表 4-11 建立护理教学评估指标体系中应正确处理的几个关系

应正确处理的几个关系	具体阐述
局部和整体的关系	整体上要全面,兼顾到各个方面,局部上要具体,重点内容要突出。
条件与效益的关系	要注重效益,注重评估对象的主观努力
目标与过程的关系	要注重过程,注重实际工作中的积极性和创造性
静态评估与动态评估的关系	以静态评估为主,结合动态评估
基本评估与特色评估的关系	以基本评估为主,适当地照顾特色评估
定量评估与定性评估的关系	要定性定量相结合,力求量化

3. 实施评估的基本方式

护理教学评估的方式,依据评估者的不同分为以下几种(表 4-12)。

表 4-12 护理教学评估的方式

护理教学评估的方式	具体阐述
自我评估	是评估对象根据制定的评估标准和要求,评估自身。既可自身根据其原有基础进行纵向比较,也可与同类人员进行横向比较
主客体对象的相互评估	如学生对教师的评估,教师对学生的评估
同行评估	是由同类人员之间的相互评估,或由同类人员中的专家和行家进行的评估
由管理部门和上级主管部门评估	是由管理部门和上级主管部门组织权威人士,有计划、有领导地对学校教学工作进行评估,是护理院校教学评估的主要方式,它可在自评、互评的基础上进行,也可以并用其中的其他方式

4. 实施评估的基本方法

护理教学评估的基本方法可归纳为以下几方面。

（1）问卷评估法

是将有关评估内容和要求制成卷面,以问卷测评的方法进行评估。这种方法简便易行,能在短时间内取得评估对象的大量数据,并能在较大程度上反映被测者的真实水平,但只能测量某些方面,所以应与其他方法配合使用。

（2）小组评估法

小组评估法主要用在评估那些没有明确数值特征的指标,如教学计划的优劣、思想道德表现、工作作风等。这种方法能把许多难以衡量的内容,用分数或评语表达出来,便于分析、比较和评价,其缺点是主观因素不易控制和排除。

（3）规范评估法

对于具有明确数值特征的指标,可以规定规范数值。经与教学状态中的实际数值对照比较,根据指标体系中的权重比值求得评估指标的最终数值。这种方法只能用于评估具有明确的数值特征的指标,而且制定规范数值的难度较大。

（四）护理教学评估的作用

护理教学评估作为评估护理教学质量的科学手段,其重要作用主要表现在以下几方面(图4-10)。

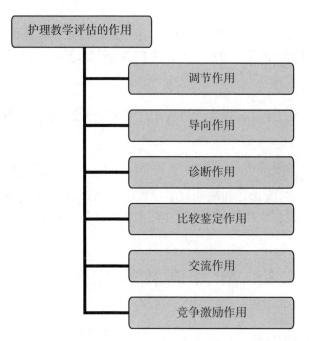

图4-10　护理教学评估的作用

1. 调节作用

教学过程中人、财、物的配置比例,教师学生精力和时间的分配都有个合理的问题,这些都可以通过评估指标进行调整,因而指标体系又有调节器的作用。

2. 导向作用

评估过程中要建立评估的指标体系,使教学过程各项工作的目标具体化。评估指标,就是教学工作的努力方向,要求教学工作的各个过程都要向既定的指标奋斗,因而评估指标具有指挥棒的作用。

3. 诊断作用

评估指标体系就是教学过程中规范化的要求,教学管理部门和教学过程中各个环节中的实施单位和个人,都可以参照标准,根据实际情况,总结经验教训,提出整改措施,不断改进工作。

4. 比较鉴定作用

经过把教学实际情况与评估指标的对照,可以比较评估对象质量的优劣,成绩的大小,效益的高低,作为归类、调整、鉴定的依据。

5. 交流作用

通过评估,可以获得教学过程中广泛的经验交流,互相取长补短,互相促进。

6. 竞争激励作用

通过评估,能指导和推动教学过程的不断改革、发展和提高,促使有关人员努力提高工作的效率和质量,不断提高教学水平。

第二节　护理教学的课程设置

一、课程的概念

在教育学史上,有六种具有代表性的课程概念,主要如下。

第一,教学科目。

第二,有计划的教学活动。

第三,学生在学校情境中获得的全部经验。

第四,预期的学习结果。

第五,文化的再生产。

第六,社会改造的过程。[①]

二、课程的功能

课程在教学过程中发挥着重要的作用,概括来说主要包括以下几方面。

(一)课程的文化功能

课程的文化功能主要体现在以下几方面(图 4-11)。

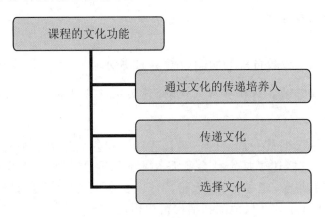

图 4-11　课程的文化功能

1. 通过文化的传递培养人

课程是人类文化的载体,培养人是课程最根本、最重要的功能。课程体现了社会对人的不同要求。在学习各种课程的过程中,个人积累知识,发展能力,并培养对生活的态度和价值观。

---

① 李小妹.护理教育学[M].北京:人民卫生出版社,2002.

2.传递文化

课程是在继承和传递文化的过程中，以培养人的方式存在和运行的，是课程文化功能的结果。人类的生存和发展是在前人积累和创造的物质和精神文明基础上展开，而这种基础主要是靠教育获得。凭借课程，人类的各种文化成果得以继承和延续。

3.选择文化

课程本身是文化的组成部分，一定的课程必然脱胎于一定的文化。因此，文化决定并选择课程。课程不仅被文化选择，也对文化进行着选择。课程对于文化的组织和创造都是以选择为机制实现的，这是课程生成、设置乃至变化发展的根本机制任何一个完整的课程结构或任何一门具体的课程，总是选择的结果。通过课程的选择，精华得以保留和继承。人类文化得到提纯和升华，并传递给下一代，

（二）课程在学校教育中的功能

课程在学校教育中的功能如图4-12所示。

1.课程作为学校培养人的规划，是实现教育目的、培养合格人才的重要保证

课程是根据某一社会的一般教育目标和各级各类学校的培训目标而设置的，它概述了特定社会所需人才的培养"蓝图"。学生通过学校教育形成的思想、道德品质、人格特征以及知识和能力结构与他们所接受的教学内容的性质、范围和结构密切相关。

2.课程是受教育者认识世界的桥梁

课程是从各种知识信息中精心挑选出来的知识和经验系统，并加以科学地安排，供学生接受教育或自我教育。通过课程，学生可以快速了解客观世界。

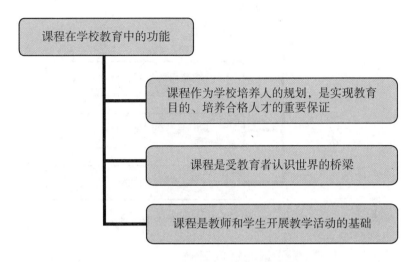

图 4-12　课程在学校教育中的功能

3. 课程是教师和学生开展教学活动的基础

教育内容是根据社会需求和科学技术发展的内在逻辑,以及学生知识和经验的心理规律和特点来选择和安排的,并构成了某一课程体系的知识。它反映了社会对未来成员和专业人员的基本需求,并提供了个人发展的范围和方向。因此,学校的各种教学活动应该围绕特定的课程和教材展开。

三、护理教学中的课程结构

（一）课程结构中的类别结构

目前护理教学课程结构中的课程类别结构有以下三种划分办法(图4-13)。

1. 按课程的学科类型划分

按课程的学科类型划分,一般把课程分为公共课、基础课和护理专业课三类(图 4-14)。

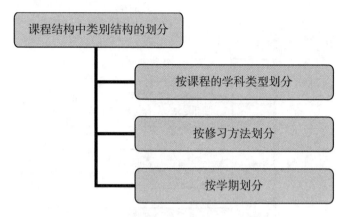

图 4-13　课程结构中类别结构的划分

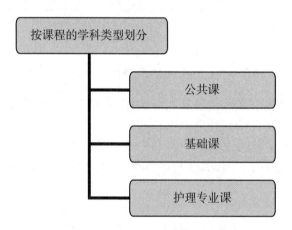

图 4-14　按课程的学科类型划分

（1）公共课

公共课,也称公共基础课、普通基础课或文化课。这类课程受到运算、写作、阅读、实验等普通技能的进一步训练,为学习后续课和掌握护理专业技能,发展学生智力打好基础。这类课程包括了自然学科、社会学科和人文学科的有关课程。

（2）基础课

基础课也称专业基础课。其任务是对护理基础理论的学习和训练,这类课程还可以进一步划分为生理学科,如解剖学、生理学,病理学科如微生物学、寄生虫学、病理学。

（3）护理专业课

护理专业课,也称临床课,其任务是培养学生分析问题和解决问题的实际工作能力。

2. 按修习方法划分

按课程的修习方法划分,可以把课程分为必修课和选修课(图4-15)。

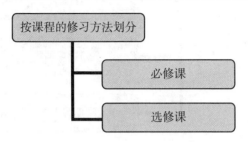

图4-15　按课程的修习方法划分

(1)必修课

必修课是规定学生必须修习的课。必修课要保持护理专业主干课程的系统性、连贯性和完整性,把本专业必须掌握的基本理论、基本知识和技能传授给学生,以保证人才的基本规格与质量。

(2)选修课

选修课是为扩大学生的知识面,使学生具有较强的适应性,促进学生在专业上的发展而设置的课程。选修课又可分为限定选修课和任意选修课。

①限定选修课

限定选修课主要是为了从课程性质上与专业主干课程进行区分,在课程结构形式上和教学过程中与必修课并无区别。

②任意选修课

任意选修课一般在课程结构中只做选修时数的规定,或进一步指定选修的范围。任意选修课是为了照顾学生的个人特点,鼓励学生发展专长而设立的课程。

3. 按学期划分

将课程按学期划分是为了有利于教学进程安排和数学过程中的组织和管理,在课程结构中一般没有文字表达,但可以从教学进程安排中体现出来。按学期进程一般将课程分为连续课程、跨学期课程和学期结束过程(图4-16)。

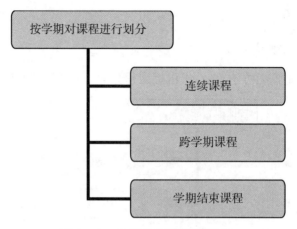

图 4-16 按学期对课程进行划分

（1）连续课程

连续课程，是在三个或三个以上学期中连续进行的课程。

（2）跨学期课程

跨学期课程，是指在两个学期中完成的课程。

（3）学期结束课程

学期结束课程，是指在一个学期内就能结束的课程。

（二）课程结构中的结构体系

课程结构中的结构体系是课程类别在课程结构中的排列分布方式。目前护理院校教学计划中课程结构的结构体系公认的有建筑型、渐进型、并列型三种方式（图 4-17）。

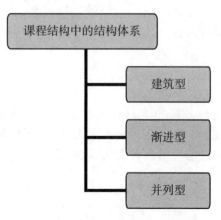

图 4-17 课程结构中的结构体系

1. 建筑型

建筑型的原理是如建筑楼房一样,先打基础,后搞建筑。

（1）建筑型的优点

建筑型的优点是教学方便,节省教师,学生基础知识较全面、较系统、较扎实。

（2）建筑型的缺点

建筑型的缺点是学生接触专业时间较晚,开始会影响专业思想的巩固和影响学生的学习情绪。

2. 渐进型

渐进型的原理是基础课和专业课同时进行,基础课逐渐由多到少,专业课逐渐由少到多。

（1）渐进型的优点

渐进型结构的优点是一开始就能把基础知识与临床专业知识联系起来,提高学生的学习兴趣,巩固专业思想,克服了"建筑型"结构的缺点。

（2）渐进型的缺点

渐进型的缺点是每门课的时间都拖得较长,知识的完整性概念差,对教师的要求较高且浪费教师。

3. 并列型

并列型的原理和方法与渐进型基本相同,不同点在于各类课程是成比例地齐头并进。在课程结构中体现了不分基础课和临床课,完全以护理程序为基础,以问题为中心,包括以器官系统为基础,在正常或异常水平上横向组合的"水平综合型"结构和以问题为中心,基础与临床纵向组合的"垂直型"结构。

并列型结构的优点与渐进型基本相同,但缺点较多,除具有渐进型结构的所有缺点之外,各类课程中的各门课如何安排和配合很难掌握。

四、护理教学中的课程设置

（一）护理教学课程设置的依据

为了使课程设置更符合我国护理事业的实际需要，护理教学课程设置所遵循的最根本的依据是国家教委颁布的《全国普通高等院校医药本科目录》中规定的护理专业中的主干学科和主要课程，但这只是课程设置最基本的内容，并没有包括课程设置的全部内容，在课程设置时还必须考虑到以下三个方面的问题。

1. 从国家方面考虑

从国家方面应考虑以下几个问题。

第一，总的培养目的、总体培养目标和业务培养目标的具体要求有哪些。

第二，学生服务的场所在哪里，服务对象的特点如何。

第三，护理专业的整体发展水平和临床工作场所的实际情况。

第四，学校的教育层次和人才规格以及国家对这一层次和规格的有关规定。

第五，护理学生必须具备的知识和技能。

2. 从学生方面考虑

从学生方面应考虑以下几方面问题。

第一，学生的入学程度及以前的学习经历。

第二，学生的年龄、性别特征及对专业学习的适应情况。

第三，当地的自然、地理、经济、文化等条件对学生专业学习的影响。

3. 从当地及学校的实际情况方面考虑

从当地及学校的实际情况应考虑以下几方面问题。

第一，学生的分配去向。

第二，学生服务场所的经济文化情况和健康状况。

第三，学校的资源，如师资力量、教学设备、教学和实习基地等情况。

（二）护理教学课程设置的基本原则

护理教学课程设置的基本原则主要包括以下几方面（图 4-18）。

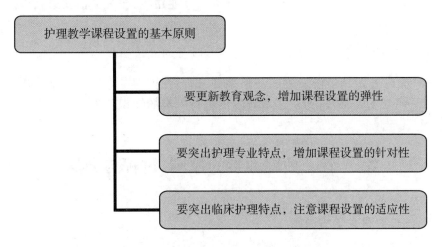

图 4-18　护理教学课程设置的基本原则

1. 要更新教育观念，增加课程设置的弹性

终身教育观念的确立，要求学校要立足于智力开发，立足于学生"会学"，因而在课程设置上安排保证学历规格的必修课程的同时，应增加一些选修课程，以满足学生个性的发展需要。

2. 要突出护理专业特点，增加课程设置的针对性

传统的护理教育方式一直从属于医疗。实际上护理和医疗作为整个医学领域中并列的两个学科是有根本区别的。护理区别于医疗的最大特点是偏重于解决社会、心理方面对健康造成的影响，所以人文社会方面的知识应加强。在医学基础知识方面也有区别，如医疗注重医学基础理论，诊断治疗方面的知识，而护理则注重解决社会心理导致的人体生理机能变化等。护理临床课也应根据自己的专业特点形成自己的理论、规范和方法。

3. 要突出临床护理特点，注意课程设置的适应性

护理教育应着重于临床技能的培养，可是传统的教育方法，过分地

追求理论的系统、全面和深化，改变这种状况的办法是在课程设置中注意以下几方面。

第一，加大专业课的比例。

第二，增加实验实习时数。

第三，早日接触专业知识，早日进入专业角色，按社会需要进行专业训练。

4.要注意教育的超前性，保持课程设置的先进性

教育先行是经济发展的战略基础，因而在护理课程的选择上也应增加一部分发展课程，为护理事业发展进行一定的知识和人才储备。

第三节　护理教学的原则、过程与方法

一、护理教学的原则

（一）教学原则

教学原则是人们根据一定的教育目的和教学任务，在总结长期教学经验的基础上经过理论提高而制定出来的指导教学实际工作的基本要求。教学原则具有下列特征（图 4-19）。

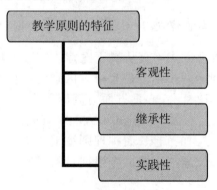

图 4-19　教学原则的特征

1. 客观性

教学原则是教学过程客观规律的反映,是根据教育目的和教学过程的规律提出的。教育目的具有社会制约性,教学过程规律又是客观存在的。因此,教学原则虽是人们提出的,但却是以客观规律为依据的。

2. 继承性

人们在根据教育目的和教学过程制定新的教学原则的同时,也注意批判地继承教育史上的遗产。凡是符合社会进步及人类身心发展规律的因素,都应作为人类的精神财富加以继承。

3. 实践性

它来源于教学实践,是教学实践的理论概括,是否正确必须经过教学实践加以检验。提出和运用教学原则的目的,不仅在于指导教学实践,提高教学质量,同时还在于发展教学理论,完善教学过程。

(二)护理教学的基本原则

根据我国现阶段护理教育科学研究的水平,我国护理教学的基本原则主要包括以下几方面(图4-20)。

1. 科学性与思想性相统一的原则

科学性与思想性相统一原则是指护理教师在护理教学中要以马列主义为指导,以现代科学文化知识武装护生,并结合各学科教学有机地对护生进行政治思想和共产主义品德教育。教学的科学性是护理教学的根本要求,是思想性的前提和基础,没有科学性就谈不上思想性。思想性是科学性的内在属性和重要保证,没有思想性,科学性也就无从体现。护理教学贯彻科学性与思想性相统一的原则要做到以下几方面。

(1)根据教材的特点,深入挖掘教材内在的教育因素进行思想品德教育

在护理教学中对护生进行思想教育,必须根据各门学科的特点,护理人文学科本身具有鲜明的政治性、思想性和规范性,对护生有很大教育作用。自然科学知识没有明显的阶级性,但却渗透着唯物的辩证的思想因素,在护理教学中主要是运用唯物的观点和辩证的思想进行讲解,为形成护生辩证唯物主义世界观奠定基础。

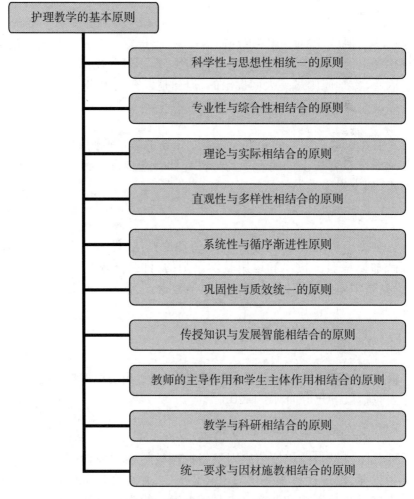

图 4-20 护理教学的基本原则

（2）确保护理教学的科学性

在教学内容上，护理教师引导学生掌握的知识必须是正确的、系统的、符合现代护理科学发展水平的科学知识。在教学方法上，护理教师要科学地组织教学，对概念的表达要准确，对原理的论证要严密，对临床资料的引用要可靠，对技能的演示要严格。

（3）护理教师应以身作则

护理教师对护生的影响是通过"言传"和"身教"进行的，"身教"更重于言教。越是受护生欢迎的护理教师，其影响作用越大。

2.专业性与综合性相结合的原则

护理教学在贯彻专业性与综合性相结合的原则时应做到以下几方面。

（1）专业方向性教育与职业道德教育同步进行

明确的专业方向性能激发学生的学习动机,使学生积极主动地参与学习过程,提高学习效率。护理职业道德是护理工作者必须遵循的行为规范。教师在教学过程中除了正面教育外,还可通过反面实例或隐蔽性课程如参加校园文化社会活动、各种仪式等形式给学生以潜移默化的影响。

（2）注重各门课程和各种教学活动的整体化效应

护理专业的各门课程与各种教学活动是一个有机的整体,因此,在整个教学过程中,应注意把各门课程联系起来,并综合协调地使用各种形式的教学活动使其形成合力发挥最佳的教学效果。

（3）建立合理的知识结构和必备的能力结构

护理教学的课程设置、教材选用和教学活动的组织,应以社会对不同层次护理专业人才的需求为依据。在智力结构方面,既要根据不同学生的层次提出相应的能力要求,又要侧重培养护理专业能力。

3.理论与实际相结合的原则

此项原则既强调基础理论和基本技能的训练,又重视护理实践在教学中的作用,使学生在掌握基础知识和基本技能的同时,通过参与各种实践活动,培养学生分析及解决问题的能力,使学生在获得全面知识的同时接受理论联系实际的学风和能力的培养,得到实践的锻炼。护理教学贯彻此项原则的基本要求包括以下几方面。

（1）以理论为主导,结合实际进行教学

理论联系实际必须首先加强基础理论及基本知识的教学,根据理论的需要适当联系实际。在理论与实际之间,应以理论为主导,实践是为了更好地掌握和运用理论知识。因此,要使学生打好坚实的理论知识基础,就必须结合实际进行教学。

（2）根据不同层次学生的特点确定理论联系实际的量与度

理论联系实际应从各课程教学的实际需要出发,结合不同层次学生的身心发展状况、专业思想水平等,合理安排参与实践的数量、深度、广度,以及参与实践的形式。通过开设第二课堂等形式,使学生接触社会活动,参与防病治病的社会宣传和科学实验,以提高学生的社会适应能力。

（3）通过实践性教学强化理论知识的学习和基本技能的掌握

护理学是一门应用型学科，因此，必须为学生提供丰富的感性认识的机会，如利用实验、讲授举例等，以论证和说明理论。

4. 直观性与多样性相结合的原则

这一原则是指教师利用多种形式的直观教学用具、现代化的教学媒体和多种感觉器官，去引导学生感知和领悟新知识，使知识具体化、形象化，为学生正确理解知识和发展认识能力创造条件。护理教学贯彻此项原则的基本要求包括以下几方面。

（1）遵循人类的感知规律

直观学习是通过人的感觉器官去认识事物，获取知识的。因此，必须遵循人的感知规律，只有综合运用这些规律，才能取得良好的教学效果。

（2）根据学科的特点，选择和运用适当的直观手段

根据各学科的性质、内容和教学任务及学生的特征、生活经验选择不同的直观手段。护理教学的直观手段有实物、模型、语言、临床病例等多种方式。教师在运用直观手段时，应充分考虑，选择有代表性的直观方式，使学生通过多种感觉器官获得直观感觉。

（3）直观手段的运用与教师语言讲解相结合

直观手段只是一种教学辅助方法，教师应用适时讲解、提问等教学方法，结合书本知识引导学生理解事物的特征及其相互关系等知识，使学生能以最佳的方法获取知识。

5. 系统性与循序渐进性原则

系统性原则是教育学的普遍原则，反映了科学知识的整体性、逻辑体系和学生认识规律的辩证关系。循序渐进原则是指在护理教学过程中，护理教师要按照护理学科内部的逻辑顺序和护理认识能力的发展顺序，有计划、有系统地进行教学。护理教学贯彻此项原则的基本要求如下。

（1）按学科知识的系统性进行教学

在设置护理课程时，应考虑知识的连贯性、系统性和学生能力的发展规律。在教学中，教师应认真研究教学计划和教材，了解学生的情，合理安排教学内容及进度。注意前后连贯、新旧知识的衔接和相关学科的联系等。

（2）护理教学的各个环节都要依据学生的认识顺序进行

在护理教学的各个环节中，要依据护生的认识发展的顺序，由近及远、由浅入深、由低级到高级循序渐进地进行。循序渐进既符合护理学科本身的特点，又符合学生认识的发展，其规律性包括从已知到未知、从易到难、从简到繁等。在教学中，教师应灵活运用这些规律，有计划地安排教学内容，布置作业，复习和考核学生的学习结果，培养学生循序渐进的学习习惯，使其获得的知识系统化、综合化。

（3）要把循序渐进原则贯彻在讲授、复习、练习及检查等各个教学环中，培养护生系统学习的习惯

学习是一个科学问题，掌握知识要靠日积月累，坚持不懈，需要科学的态度，求实的精神，教师要注意培养护生在学习上顽强、踏实的好学风，循序而系统地传授知识，保证正常的教学秩序。特别要养成系统学习的好习惯，如先复习、后作业，先审题、后答卷。先掌握教材内容、后阅读参考资料等。

6. 巩固性与质效统一的原则

巩固性原则是根据人类知识保持与记忆过程的心理特征而提出的。要求在教学中引导学生在理性知识的基础上，牢固保持知识和技能，以便需要时能准确再现及运用。质效统一原则是现代教学追求的目标，要求教学要有明确的质量和效率意识，通过优化教学过程，把教学的高质量和高效率结合起来。这一原则在护理教学中十分重要。护理教学贯彻此项原则的基本要求包括以下几方面。

（1）努力提高教学效率

教学中每门课程的信息量大，但学时数有限，因此，教师应充分利用教学时间，挖掘单位时间的最大潜力，发挥教学活动的最高效率。

（2）确保教学质量

教师应积极创造条件，让学生把所学的知识运用于实践，并将理解、扩充和运用知识贯穿于整个教学过程中，促进学生对知识的记忆掌握。

（3）追求教学质效的统一

教学质量是任何一种教学活动的生命力，没有教学质量或质量不高就没有生命力，也就失去了生存的价值。因此，教学中教师必须把教学质量与效率统一起来，在追求质量的同时注重提高效率。

7. 传授知识与发展智能相结合的原则

此项原则是根据现代教学职能提出的，既传授知识，又开发智能，确

保学生得到充分的发展。护理学是一门高度综合的学科，对护理人员知识和能力的要求越来越高。因此，护理教学既不能忽视知识的传播，又不能只注重学生知识的积累，而忽视能力的发展。护理教学贯彻此原则的基本要求包括以下几方面。

（1）注意知识的规律性

教师传授的知识应是系统、客观的科学知识。如果学生掌握的知识杂乱无章，只是一些孤立的经验性知识，带有主观性，就难以发展其智能。教师必须明确内化、熟练和系统的知识是学生发展智能的基础。

（2）注意教学方法

教师应采用启发式等教学方法，调动学生的注意、观察、记忆、想象和思维等认识能力，充分挖掘知识传授过程的智能发展因素。应注意有意识地改革教学指导方法，深刻研究提炼教材和教学参考资料，重组教学内容。

（3）根据护理学科、教学形式、教学阶段和对象的不同，提出不同的要求

不同的护理学科、教学形式、教学阶段和学生在智力发展上有各自不同的特殊性。护理教学中应针对这些不同点。提出不同的教学要求，使学生的智力发展有计划有步骤地进行，逐渐取得进步。

8.教师的主导作用和学生主体作用相结合的原则

教师的主导作用和学生的主体作用是外因和内因的关系。学生的主体作用是获得教学效果，提高教学质量的基本条件，而教师的主导作用是教学获得高效率的主要保证。护理教学贯彻此项原则的基本要求包括以下几方面。

（1）指导学生理解学习过程，掌握学习方法

在知识经济时代，教师应教会学生如何学习。学生理解了学习过程，掌握了学习方法，就能把握学习的主动权，合理安排自己的学习进程，检查自己的学习效果。

（2）激发学生的求知欲

求知欲是学生主动学习的前提，教师应掌握和运用激发学生学习动机的原理帮助学生明确学习目的，培养学生的兴趣爱好，端正学生的学习态度，增加好奇心，以提高学生的求知欲，使学生自觉、主动地学习。

（3）注重学生独立性和创造性的培养

注意把知识的学习和探索结合起来，培养学生用研究和探索的方式进行学习，以便不断地发现新知识，取得创造性的进步。因此，教师要把

科学研究引入教学中,并适当增加实践环节,教师还要注重培养和提高学生的自学能力,以提问和设疑等方式指导学生自学,从而培养学生独立、创造性地思维和逻辑推理的能力。

9.教学与科研相结合的原则

教师不仅要把学生当作接受知识的客体,而且还应培养他们发现知识和创造性思维的能力,使学生在掌握基本知识和技能的同时,得到从事科学研究的训练。护理教学贯彻此项原则的基本要求包括以下几方面。

(1)结合教学进行科研方法、态度和伦理道德的教育

教师在介绍新知识新成果的同时,应注意介绍获得新知识和创造性成果的方法。通过开设护理科研等课程系统介绍科学研究的方法。教学中教师还应多选用著名的科学研究实例,指导学生正确分析评价他人的研究,以引导学生树立坚持真理、勇于创新的科学精神和意志,养成实事求是、严谨踏实的科学作风等。

(2)教学内容应反映护理学和相关学科的新成果

教师在教学过程中,应结合本课程的内容,有目的、有计划地引导学生通过阅读书本、专业报刊,参与学术交流,运用电子信息等手段或活动了解护理学和相关学科的研究动态、发展趋势。

(3)结合教学开展科研实践活动

教师应结合护理教材和学科的特点,有意识地把教学组织成发现和创造的过程,以训练学生逻辑思维的方法和解决问题的能力。教师还应结合教材,指导学生通过课题设计、毕业论文、临床调查等形式进行科研活动,达到培养学生科研能力的目的。

10.统一要求与因材施教相结合的原则

统一要求与因材施教相结合要求护理教学必须按照国家统一的教学目的、教学计划进行,同时又必须从学生的实际出发,承认学生的个别差异,从而选用不同的教学方法和手段。统一要求是因材施教的目的和任务,因材施教则是实现统一要求的方法和途径。护理教学贯彻这一原则的基本要求主要包括以下几方面。

(1)坚持统一要求,严格要求学生

护理教学必须根据各层次学生教学大纲及人才培养的基本规格,严格要求学生,并作为各学科教学的基本任务来完成。这就要求教学的广度、深度、进度应符合大多数学生的能力水平,并正确处理好教学中的

难与易、快与慢等的关系，使所有学生都能掌握所要求的基础知识。

（2）要进行调查研究，深入了解学生

护理教师在教学中，要掌握全部护生的一般特点，同时也应较为具体地知道每个学生的特点，如兴趣爱好及其优缺点等，这就有利于护理教师根据丰富的资料，采取不同的措施来教育不同的护生，以使护生有长足的进步。

（3）正确对待"尖子生"和"差生"

由于种种原因，在护理教学实践中，护生的进步总不会是完全等同的，护理教师无论对待"尖子生"，还是"差生"，都要热情关怀，耐心帮助，对他们的缺点要及时指出，不可迁就，对"差生"要使他们增强信心，鼓励他们刻苦学习，善于发现他们身上的积极因素，及时改正缺点和错误，因势利导，绝不能歧视他们。

二、护理教学的过程

（一）教学过程的概念与特点

教学过程是教师组织学生积极参加各种活动，并使学生身心得到培养和发展的过程。教学过程具有以下几个特点（表4-13）。

表4-13　教学过程的特点

教学过程的特点	具体阐述
教学过程是解决思想内部矛盾斗争的过程	在教学中，教师应根据学科的特点，有计划、有目的地引导学生提出问题、分析问题、解决问题，促进其树立牢固的专业思想，在特定的环境中逐步形成特有的技能、思想品质和世界观
教学过程是培养学生的知识、情感、意志、行为健康发展的过程	在教学中，教师不仅要向学生传授专业学科知识，同时也要传授作为专业工作者应具备的良好的心理素质、高尚的道德情操和坚强的意志品质
教学过程是学生技术活动和社会交往中接受多方面的影响的过程	教学过程是学生认识世界的一种特殊表现形式。学生在接受学科知识的同时，也在接受外界环境中各种因素的干扰和影响。因此，教师在教学中既要了解学生，更要掌握环境

续表

教学过程的特点	具体阐述
教学过程是长期反复地不断提高学生思想水平的过程	由于学生的世界观具有不稳定性,已经初步形成的对某些问题的看法可能会随条件、环境、场合等因素的变化而改变,因此,教师在教学中应以正面教育为主,使学生在初步掌握该学科知识的同时,也形成较为稳定的世界观,为其走向社会打好基础
教学过程是知识扩大再生产的过程	教学中除了研究学生的认识活动外,还要研究知识的传递和继承,包括教材内容的掌握和改进,社会对教学的要求,教具的应用和改进,知识结构的现状和未来等。因此,教学过程既具有人类认识世界的一般性,又具有学生在学习中掌握学科知识和技能的特殊性

（二）护理教学过程的基本要素及功能

1.护理教学过程的基本要素

护理专业的教师、学生、教学内容、教学手段和教学方法是构成护理教学过程的基本要素。这些要素相互联系、相互制约,并以整体的形式发挥作用,共同完成教学任务。因此,应尽可能使各要素形成最佳组合。

2.护理教学过程的功能

护理教学过程的功能包括传递、发展、教育及审美等多方面的功能（表4-14）。

表4-14　护理教学过程的功能

护理教学过程的功能	具体阐述
传递功能	指通过教学过程向学生传递系统的科学文化知识和基本的技能技巧,是教学过程的基本功能,是其他功能发挥的基础
发展功能	指通过教学过程,可以有效地促进学生智力和能力的发展,促进学生情感、意志等品质,个性特征及身体的发展
教育功能	是指学生在教学过程中,不仅获得知识的增长、能力的发展,而且思想感情、精神面貌、道德品质也同时受到熏陶、发生变化
审美功能	指将美的因素融入教学手段或教学艺术中,并贯穿于教学过程的始终

（三）护理教学过程的特点

护理教学过程除了具有普通教学过程的一般特点外，还具有其自身特有的规律，其特点主要包括以下几方面。

1. 护理教学过程的实践性强

在护理教学过程中，护生掌握书本知识必须要经过实践过程。经过了实践过程才能获得系统的、完整的知识，才能培养认识能力，才能使理论运用于实践。护理教学过程的实践有其自身的特点。

第一，它要求护生学习人类已知的护理知识，培养未来参加护理实践的能力。

第二，不搞个人的试误活动，而是在护理教师有目的、有计划指导下进行的教学实践活动。

所以，护理教学过程中护生的实践是特定的，演示、实验、实习等都是教学过程中护生的实践环节。它是按护理专业教学计划所定，实践时数应占课程总时数的一半以上。

2. 护理教学过程的直观性强

护理的对象是人，这就决定了在护理教学过程中常常要用到直观和形象的方法，去帮助学生感知书本知识和间接经验，例如在进行人工呼吸、现场急救教学时，常用图片、模型、视频和演示等方法；在进行生命体征的观测、输液输血教学时，常在教室通过模型、相关的医疗器械、模拟患者等进行；而有关病理体征的教学，在教师讲解之后，则需在教学医院通过观察患者来学习。

3. 护理教学过程的综合性强

随着现代护理学知识体系的日趋完善，护理学的科学性和独立性也日益明显，基本形成了护理学基础，护理学已成为自然科学和社会科学指导下的综合学科，但护理科学毕竟还很年轻，各学科作为护理的理论依据还较零散，所以，加强护理教学过程中的综合性教育，对于护理学的发展和护理质量的提高具有十分重要的意义。

（四）护理教学过程的基本阶段

护理教学的过程主要包括激发学生的学习动机、感知教学内容、理解教学内容、巩固所学的知识、应用所学的知识和检查所学的知识六个阶段（图4-21），其作用是为教学提供一个可操作的工作程序。

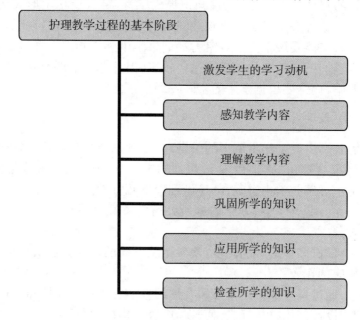

图4-21　护理教学过程的基本阶段

1. 激发学生的学习动机

学习动机是直接推动学生学习的内部动力，表现为学习的意向、愿望、兴趣等，由于学生是学习的主体，教学过程中只有不断激发学生主动学习的心理动因，才能有效地实现师生间知识的转化，并使学生个体得到发展。激发学习动机主要是刺激学生产生获取知识的欲望，其方法主要包括以下几方面。

第一，联系实际生活中遇到的问题阐述学习的意义。

第二，让学生明确教学的具体目标和各类知识的实际意义。

第三，根据知识的特点选择合适的教学方法，引起学生的兴趣。

第四，根据具体的教学内容、教学要求和学生的特点提出耐人寻味的问题，激发学生的积极思维。

第五,使用各类直观演示教学方法。

第六,插入恰当有趣的故事、案例等。

第七,让学生及时了解学习成果,并给予适当奖励。

第八,开展各类适当的学习竞赛等。

2. 感知教学内容

感知的目的是为理解、掌握知识提供感性基础,使学生形成认知对象的表象。这种表象只是对事物或知识的个别属性和外部特征的认识。感知的同时又能发展学生的观察力。如果学生感性知识丰富,就容易理解教学内容。感知教学的方法或途径较多,但并非每节课都要从感知具体事物开始,而是要根据学生的实际发展水平而定。

3. 理解教学内容

理解教学内容是学生认识的关键,其任务是遵循学生认识发展的规律,使学生在感知的基础上,通过教师的讲解、论证来理解和掌握知识。要促进学生理解教学内容,教师应做到以下几方面。

第一,利用学生理解教学内容所必需的感性材料,使学生获得丰富清晰的表象。

第二,提供多种形式的教学,使学生从不同的角度去认识教学内容,并进行相应的比较。

第三,通过良好的教学设计和合理的教学安排促进保持和迁移。

第四,设计使用符号标志,使教学内容结构层次分明。

4. 巩固所学的知识

认知的心理特点决定了学生理解、掌握知识必须经过巩固阶段,才能在脑海中保持长久的记忆。巩固所学的知识的方法主要包括以下几方面。

第一,善于吸引学生的注意力,使其对教学内容产生深刻的印象。

第二,合理分配课时数,向学生明确提出记忆任务。

第三,教给学生记忆的方法,使学生学会记忆。

第四,通过经常性、阶段性和期末复习等形式,强化知识,建立知识间牢固的联系。

5. 运用所学的知识

运用所学的知识有助于丰富学生的直接经验;有助于检验学生对

所学知识的理解情况；有助于促进知识向智能转化,提高学生分析、解决问题的能力,促进智能的发展。护理学生对知识的运用主要通过课堂教学中各种形式的练习、作业,各种实验、实践作业或报告,临床见习、实习,以及通过第二课堂的学习等形式进行。

6.检查所学的知识

检查是一种反馈措施,包括教师检查和学生自查两方面。教学过程中教师要及时了解学生学习的效果,评价学生掌握知识的情况,做到以下几方面。

第一,通过考试等方式了解学生所学的情况。

第二,要注意培养学生的自查能力和习惯。

三、护理教学的方法

护理教学方法是指护理教师和护生为完成护理教学任务所采用的方式和手段的总称。

（一）护理教学方法的作用

护理教学方法在护理教学过程中起着十分重要的作用,主要表现在以下几方面。

第一,护理教学方法是实现护理教学目的,传授护理教学内容的重要手段,没有一定的护理教学方法,也就不能传授护理教学内容,无法实现护理教学目的。

第二,护理教学方法直接关系到护理教学工作的效率。采用什么样的护理教学方法,是影响护理人才培养的一个重要因素。

第三,使护生掌握科学的学习方法,对于提高护生学习质量有着极为重要的意义。

（二）护理教学中常用的方法

护理教学中常用的方法主要包括以下几方面（图4-22）。

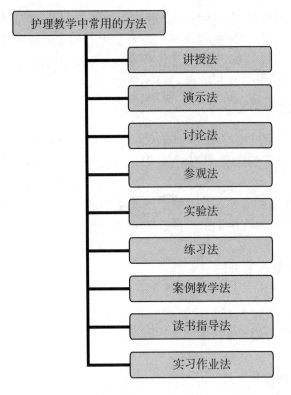

图 4-22　护理教学中常用的方法

1. 讲授法

讲授法是护理教师通过语言表达使护生掌握知识、发展智力的方法。讲授法既可用于传授新知识，也适用于巩固知识，讲授法是护理各学科教学中应用最广泛的一种教学方法。

（1）讲授法的分类

讲授法包括讲述法、讲解法和讲演法。

①讲述法

表达事件、知识，主要解决"是什么"的问题。

②讲解法

分析、论证问题，主要解决"为什么"的问题。

③讲演法

采用报告的形式，兼有"述"和"解"的作用，完整地讲明某一课题。

（2）教师采用讲授法的基本要求

教师采用讲授法的基本要求如下（表 4-15）。

表 4-15　教师采用讲授法的基本要求

基本要求	具体阐述
明确讲授的任务和目的	讲授的内容必须依据教学目的,以教材为依据,要紧紧围绕课堂教学目标,注意突出重点,讲清难点和关键
讲授内容要有科学性和思想性	教师要组织好讲授的内容,注意要逻辑清楚,推理正确,讲授具有系统性、启发性、趣味性,同时要做到科学性与思想性的统一
教师语言的合理运用	讲授是以口头语言传递知识,要求教师讲授时语言要清晰、准确,注意语调的高低强弱,语速适中;语言要简练,通俗易懂,同时配合身体语言做到讲授形象生动、具有较强的感染力
注意培养学生的思维能力	运用讲授法教学时,学生活动少,因此教师要善于观察学生的反应,适时应用启发式教学、创设问题情景等教学方式,促使学生积极思考,提高讲授效果
以板书和现代教育技术配合讲授	教师把讲授内容的授课题目,教学内容的简要提纲,术语、名词、概念及结论等要点在讲的过程中以板书的形式写出来,便于学生做好笔记,进一步理解讲授的内容。也可应用各种现代媒体及教具配合讲授,增强教学的直观性

2. 演示法

演示法是护理教师向护生展示护理实物、直观教具以及通过做实验、示教表演来说明、论证所传授知识的方法。这种方法在护理院校各门课程的教学中常常用到。

（1）演示法的分类

①按教具划分有四种

第一,实物、标本、护理模型的演示。

第二,图片、图表的演示。

第三,实验及实际操作的演示。

第四,幻灯、录音、录像、教学电影等的演示。

②按教学要求分为两种

第一,演示单个或部分物体或现象。

第二,演示事物的发展过程。

（2）教师运用演示法的基本要求

①演示前

要从教学目标出发,有针对性地选择演示的教具。

②演示中

教师要让学生明确观察的重点及目的，并引导学生观察演示对象的主要特征和重要过程，避免将注意力分散到某些细节上去。

③演示运用要适时适度

每堂课演示的教具不宜过多。教师应根据授课内容把握演示时机，演示时应配合适当的讲解，加深对教授内容的理解。演示结束后，要及时收好教具。

3. 讨论法

讨论法是组织班级或小组的学生在教师的指导下围绕某个中心问题发表各自看法，从而相互启发、探讨问题的一种教学方法。教师运用讨论法的基本要求如下。

（1）讨论前

教师要确定讨论的问题和讨论的具体安排与要求，讨论题应是具有争议或需探索的问题，并有一定的吸引力，能提高学生对讨论的兴趣，同时指导学生阅读有关参考资料，做好讨论发言的准备。

（2）讨论时

讨论以 5 至 7 人一组比较合适，同时教师将讨论的规则与要求告诉学生，鼓励学生之间展开争论，充分阐明自己的观点。讨论过程中护理教师要细心引导，注意观察讨论情况，及时进行启发引导，注意把握讨论的主题，把讨论逐渐引向深入。

（3）讨论结束

先由学生组长汇报本组讨论结果，然后教师进行总结归纳，阐明正确的观点。

4. 参观法

参观法是根据学科教学目的和任务的要求，组织学生对实际事物进行观察、研究，从而扩大护生的知识领域，提高护生认识能力的一种教学方法。

（1）参观法的分类

参观可分为准备性参观、并行性参观、总结性参观三种。

①准备性参观

准备性参观是在学习新内容之前进行的参观，目的是使护生获得有关的感性认识，引起对将要学习课题的兴趣，为学习新课题奠定基础。

②并行性参观

并行性参观是与讲授相结合组织的参观,目的是加深对所学理论的理解。

③总结性参观

总结性参观是在讲授后组织的参观,目的是验证、巩固所学知识。

（2）教师运用参观法的基本要求

①参观前需做好准备工作

准备工作包括制订参观计划,确定参观地点、参观对象、时间安排、参观步骤、人员组织、具体要求以及注意事项。

②参观过程中进行指导

教师要指导学生观察和了解与教学有关的主要内容,教师对学生所掌握的内容要做介绍,解答学生提出的有关问题。

③参观结束后做好总结

参观结束后教师需及时指导学生整理好搜集到的知识并写出参观报告或由教师总结,以巩固参观所得到的收获。

5. 实验法

实验法是护生在护理教师的指导下,运用护理仪器设备或其他手段,人为地引起所要学习的自然现象和过程的出现,以获得知识,培养实验能力的方法。演示法与实验法的区别在于,前者由教师进行示范操作,后者由学生自己动手操作,教师只在旁边给予指导,这也是培养和发展学生实际操作能力的一种方法,这种方法在护理专业学生的医学基础课程教学中经常应用。教师运用实验法的基本要求如下。

（1）实验前

教师要按照教学大纲与教材的要求制订实验计划、确定实验项目、准备所需的仪器物品、安排时间及将学生分组等。

（2）实验中

教师要有指导性地讲解和操作,交代实验方法、步骤及注意事项。在学生操作过程中,教师要通过巡视发现问题并及时纠正。

（3）实验结束

学生按要求写出实验报告,然后由教师做总结。

6. 练习法

练习法是护生在护理教师指导下,巩固知识,形成技能、技巧的方法。

（1）练习法的种类

练习法的种类主要包括以下几方面。

第一，表达能力的练习。

第二，解答问题的练习。

第三，绘图练习。

第四，技能技巧的练习。

（2）教师运用练习法的基本要求

第一，教师在练习过程中要及时了解学生练习的效果，发现问题应及时纠正。

第二，使学生明确练习的目的、要求和正确的操作方法，教师可先做示范操作。

第三，练习要根据教学大纲循序渐进，合理安排。

7. 案例教学法

案例教学法是根据教学目的和教学内容的要求，教师运用真实的案例或者经过精心设计的案例，将学生引入特定的情景中，引导学生对案例进行分析，提出问题，并解决问题的一种教学方法。教师运用案例教学法的基本要求如下。

（1）准备阶段

注意选编的案例要符合典型性、真实性和价值性的原则，案例描述应注意不要加入教师倾向性的意见，或暗示解决问题的办法，以免影响学生独立思考。应用病例要由简单到复杂，循序渐进。

（2）讨论阶段

组织讨论前，让学生做好充分准备，熟悉病例，写好方案。讨论中，以学生为主角，教师起引导作用。

（3）评价阶段

教师要对学生所拟的方案进行评价，评价内容包括对研究过程和讨论情况的评价，并鼓励学生继续研究，以寻求最佳方案。

8. 读书指导法

读书指导法是教师指导学生阅读教科书和参考书，培养自学能力，获得知识的方法。教师运用读书指导法的要求如下。

第一，教师确定需阅读的教科书与参考书，明确阅读的任务，并指出阅读材料的重点部分，也可用提出思考题的方法，指导学生带着问题阅读。

第二,指导学生如何阅读。如教科书的课前预习与课后复习,指导学生根据自己的情况制订读书计划,做好读书笔记等。

9. 实习作业法

实习作业法是学生在教师的指导下尝试进行一定的实践操作活动,从中掌握一定的运用理论知识的本领和技能,以培养学生实际操作能力的一种教学方法。教师运用实习作业法的基本要求如下。

第一,按照教学大纲要求做好计划和准备工作。

第二,在实习作业进行过程中,教师要具体加以监控和指导。

第三,实习作业结束时,教师要按计划让学生做口头或书面作业,并进行评阅。

第四节　护理教学的组织形式与基本程序

一、护理教学的组织形式

护理教学的组织形式主要包括以下几种(图 4-23)。

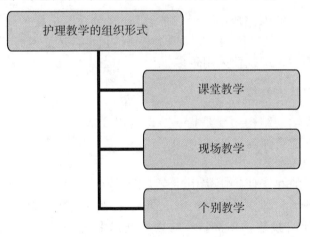

图 4-23　护理教学的组织形式

（一）课堂教学

1. 课堂教学的类型

护理院校课堂教学的类型主要有以下几种。

（1）讲授新知识的课

主要任务是向护生讲授新知识。在授课的规定时间内也要复习和巩固护生所学过的知识，但大部分时间主要用于传授新知识。

（2）复习巩固知识的课

主要任务是复习和巩固前一段时间所学的知识，并把这些知识加以概括和系统化，从而较为牢固地保持在记忆中。

（3）培养技能和技巧的课

主要任务是训练护生的护理技能、技巧。通过比较集中和较长时间的实验，使护生能自觉地、熟练地运用所学知识于实践。

（4）检查课

主要任务在于了解护生学习和掌握知识、技能、技巧以及各种能力的发展情况，包括课堂提问、测验、考查、考试等。

（5）综合课

这种类型的课完成的教学任务较多，它包含着传授护理知识、培养护理技能和技巧、巩固、检查知识等任务，也可能是某两方面以上的任务。这类课在护理院校采用较多。

2. 课堂教学的结构

课堂教学的结构主要是指一节课的组成部分和进行的步骤。下面仅介绍一下综合课的一般结构。

（1）组织教学

主要目的在于使护生集中注意力，保持课堂的安静，做好上课的一切准备。护理教师在检查完护生上课人数，在认为护生已经做好学习准备时才能开始教学。在整堂课的教学过程中，也要随时注意组织护生集中精力学习，防止注意力分散。总之，要把组织教学贯穿在一节课的始终。

（2）复习旧课

通过复习，使护生将已学过的知识与将要学习的内容联系起来，为学习和理解新内容创造有利条件。

（3）讲授新课

护理教师提出新的课题,然后按计划逐步进行讲授。

（4）巩固新课

在新课讲完之后,护理教师要用一定时间巩固本节课所讲的内容,目的在于使护生巩固当堂所学的知识。

（5）布置作业

在课程结束前,要向护生布置课外作业。目的在于通过完成作业使护生加深理解,巩固和运用课堂所学知识。布置作业时,应进行具体的说明和指导,指出明确的要求,必要时护理教师还可作示范。

3. 课堂教学的主要方法

课堂教学的主要方法包括以下几方面。

（1）课堂讲授

课堂讲授是以班级授课为基础,以教师为主的一种教学形式。课堂讲授由于具有传授知识系统、短时和高效的特点,成为国内外各类院校普遍采用的一种重要的教学组织形式。

（2）实验课

护理教育中的实验课主要集中在专业基础课部分,而实习课则主要集中在护理专业课。通过实验课使学生获得医学和护理学基本技能的训练,培养学生初步的科学思维和科学实验的能力,养成科学的态度和作风。

（3）讨论课

讨论是在教师引导下,以学生活动为主的一种课堂教学形式。讨论课可以激发学生主动学习,积极思维,可以鼓励学生的探索创新精神。不仅如此,讨论课还可以培养学生逐步形成分析、综合、比较归纳及演绎等思维能力和学生的口头表达能力,逐步提高学生利用已学知识,解决实际问题的能力。

（二）现场教学

现场教学是在社会实践中进行教学活动的教学组织形式。

1. 现场教学的特点

现场教学的特点主要包括以下几方面。

（1）临床护理实践的直接性

将学生置身于实践活动中，通过直接接触客体的过程，获取丰富的感性认识和直接经验，从而巩固所学知识，锻炼和培养护理实践技能。

（2）理论的还原性

现场教学通常是在学生掌握了一定理论的基础上进行的。在教师的带领下，学生运用已学的知识，去说明和解决问题，并带着实践中的问题去主动地学习新知识，培养学生主动学习能力和创造性的思维，提高学生解决实际问题的能力。

（3）未来职业模拟性

现场教学可以使学生对未来护理人员的任职需要进行模拟训练，有利于提高对未来从事工作的适应度，缩短适应岗位的时间。

2. 现场教学的形式

（1）临床见习

临床见习通常是在理论课学习后，由教师带领到医院有关部门，通过看、操作等教学活动，使理论与实践相结合，巩固和加深课堂中学到的理论知识。临床见习的基本环节如下。

①见习前的准备

第一，要选择有代表性的患者和病例。

第二，要做好学生的组织工作。

②见习期间的组织

见习期间总的要求是以认识各种疾病与各种护理操作为主。在教师指导下，着重学习接触患者，问病史，写病历；学习检查身体的基本诊断手法，识别各种正常或异常体征；学习科学思维方法和观察病情变化要点；实践基础护理工作，并有计划地安排观察和学习临床诊疗、护理技术操作。见习初期，教师示教、讲解应多一些，到了后期则应以学生活动为主，教师提问、查对及指导的比重也相应增加，而示教、讲解逐渐减少。

（2）临床实习

临床实习是护理教学过程中，对学生进行综合训练的重要教学阶段。它通过安排学生直接到医院科室，担任护士（师）工作，巩固强化理论课所学知识和技能，培养学生良好的职业道德和行为，是检验教学质量的手段。组织临床实习的主要环节如下。

第一，要全面认识临床实习的目的。

第二，制订好实习计划。

第三,联系安排好实习场所,建立实习基地(医院)。

第四,加强临床实习的指导和组织工作。

(三)个别教学

个别教学指教师分别对个别学生进行传授与指导的教学形式。在现代教学中,有一部分专业(中医、音乐、美术等)和层次(研究生)的教学仍采用这种形式。在护理教育中,只有在研究生教育和针对落后学生的补课中采用。

二、护理课堂教学的基本程序

护理课堂教学的基本程序有备课、上课、作业的布置与批改、课外辅导、学业成绩的测量与评定五个环节(图4-24)。

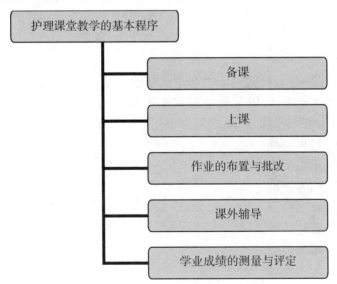

图4-24 护理课堂教学的基本程序

(一)备课

备课是顺利完成教学任务的前提和基础,备课是否充分、完善,直接影响教学效果,因此教师在上课前都应认真备课。护理教师的备课主要是做好三项工作。

1. 钻研大纲和教材

教学大纲是本课程教学内容的总体设计，教师应把熟悉大纲、执行大纲作为教学的起步点和落脚点。钻研教材要掌握教科书上的每个知识点，明确教学内容的重点、难点和关键点。

2. 了解学生

教师要全面了解学生，在此基础上进行分析研究，概括出全班的共性并掌握个别情况，使教学具有适宜的难度和进度，同时有针对性地进行分类指导和个别指导。

3. 设计教学方案

在以上工作基础上，护理教师应对教学内容进行研究，设计教学方案，使教学能优质高效地进行。

（二）上课

上课是护理教师教的活动和学生学的活动相互作用最直接的表现。上课应按教案进行，但又要根据课的进展情况，灵活掌握，不为教案所束缚。要上好一堂课，一般应符合下列基本要求。

第一，目标明确。

第二，重点突出。

第三，内容正确。

第四，方法恰当。

第五，表达清晰。

第六，组织得当。

第七，师生互动。

（三）作业的布置与批改

作业有课内、课外之分，但无论是课内作业，还是课外作业，都是为了使学生消化、巩固所学知识，熟练技能和技巧。护理教师在布置和批改作业时应注意以下几方面。

第一,作业的内容要符合教学大纲和教科书的要求,把重点放在基础知识的掌握和基本技能的培养上。

第二,作业分量要适当,难易要适度。应按学生的一般水平确定作业的难易度,以免学生忙闲不均或负担过重。

第三,作业要求必须明确、具体,对作业中的难点、疑点可给予必要指导,但不能代替学生思考。

第四,要及时检查和批改作业,使教师及时了解教学的质量,使学生及时了解学习掌握情况。

(四)课外辅导

课外辅导有以下几方面工作。

第一,答疑、补缺补漏。

第二,给学习优异的学生个别指导。

第三,指导学习方法。

第四,进行学习态度教育。

第五,开展课外辅助教学活动,如参观,看教学影片、录像等。

课外辅导是师生相互了解、交流思想情感的好机会,因此辅导内容不应仅局限在学科领域内,还可广泛涉及世界观、人生观、理想及志向等。课外辅导的形式可采取个别辅导和集体辅导两种形式。

(五)学业成绩的测量与评定

学业成绩的测量和评定是根据一定的标准,对学生的学习效果进行价值的判断,即测定或诊断学生是否达到护理教学目标及其达到的程度。在护理教学活动中,学生学业成绩是衡量教学效果的主要标志,也是学籍管理的依据,历来受到护理教育工作者的重视。

第五章 护理教学媒体与技术

教学媒体是指教师为达到教学目标,用以传授知识和培养学生能力的一切材料、工具、器材和设备。随着现代化的教学媒体逐渐增多,护理教师应了解各种教学媒体与技术的不同功能,根据学生的认识规律,充分发挥多种教学媒体的作用,调动学生多个感官进行学习,以达到最佳的教学效果。

第一节　教学媒体概述

一、教学媒体的分类

根据不同的标准,可以将教学媒体分为不同的类型(图 5-1)。

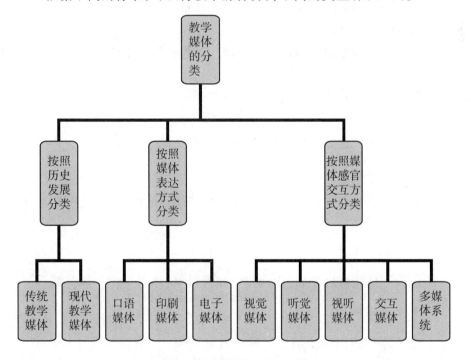

图 5-1　教学媒体的分类

(一)按照历史发展分类

按照历史发展,可以将教学媒体分为以下不同的类型。

1.传统教学媒体

传统教学媒体又称普通教学媒体,包括教科书、标本、模型黑板及图表等。

2. 现代教学媒体

现代教学媒体又称电化教学媒体，现代教学媒体又可分为四类。
（1）光学教学媒体
如幻灯机及幻灯片、投影仪及投影片等。
（2）音响教学媒体
如录音机与录音带、扩音机、无线电收音机等。
（3）声像教学媒体
如电视机、录像机及录像带、电影放映机及影片等。
（4）综合媒体
如语音实验室、程序教学机及软件、计算机教学系统等。

（二）按照媒体表达方式分类

按照媒体表达方式，可以将教学媒体分为以下几大类。

1. 口语媒体

口语媒体指口头语言，如教师和学生所表达的语言，这是最古老、最常用的一种媒体。

2. 印刷媒体

印刷媒体指各种印刷出版资料，如教科书、挂图、报纸、杂志等。

3. 电子媒体

电子媒体指用电子信号记载和传递的媒体；有模拟信号和数字信号之分，如广播电影、电视、计算机、互联网、手机等。

（三）按照媒体的感官交互方式分类

按照媒体的感官交互方式，可以将教学媒体分为以下几大类。

1. 视觉媒体

视觉媒体又分为非投影型视觉媒体和投影型视觉媒体两种。非投影视觉媒体包括粉笔、黑板、图示材料、图片、实物教具与模型等；投影型视觉媒体包括幻灯、投影、实物投影等。

2. 听觉媒体

听觉媒体指只需利用耳朵感官的媒体,包括广播、录音、语音实验室、唱片等。

3. 视听媒体

视听媒体指需要利用眼睛和耳朵两种感官的媒体,如电影电视、录像等。

4. 交互媒体

交互媒体包括教学模拟机、教学游戏机、双向有线电视系统、计算机辅助教学(CAI)系统、模拟仿真系统等。

5. 多媒体系统

多媒体系统包括多媒体学习包、多媒体计算机以及近来快速发展的多媒体远程教学系统等。

二、教学媒体的基本特征

教学媒体具有六个基本特征,主要包括以下几方面(表5-1)。

表 5-1　教学媒体的特征

教学媒体的特征	具体阐述
存储性	可以记录和储存教育信息,将知识传授给学习者
扩散性	可以将各种符号形态的信息传送到一定的距离,使信息在扩大的范围内再现。教学媒体的这一特性使远距离教学成为现实
组合性	教学媒体可根据教学需要进行组合,顺次或同时呈现教育信息,如声画同步幻灯、交互视频系统等
重复性	可重复使用,适应学习者反复学习、逐渐领会、重温记忆的需要
工具性	教学媒体由人创造,也受教师支配,其实质是辅助教师教学的工具
能动性	在特定的时间和地点,可以离开人的活动而独立起作用,如优秀的录像教材、计算机课件、网络课程等的确可以代替教师上课

三、教学媒体的教学特性

教学媒体的教学特性主要包括以下几个方面（表 5-2 ）。

表 5-2　教学媒体的教学特性

教学媒体的教学特性	具体阐述
重现性	指媒体不受空间、时间限制，记录、存储的信息可随时使用的能力。分为即时重现与事后重现两类
表现性	指媒体表现客观事物的时间、空间、运动特性以及表征声音、颜色、图像的能力
传播性	包括无限传播与有限接触两种，指的是媒体同时把信息传递到接受者的空间范围
参与性	分行为参与和感情参与两类，指学习者在媒体教学过程中可参与活动的机会
可控性	指使用者对媒体操纵控制的难易程度，分为易控和难控两类

四、教学媒体的教学功能

教学媒体的教学功能主要包括以下几方面。

第一，使教学标准化。教学媒体使学习者接受的教学信息更为一致，教学信息传递更加标准化。

第二，提供感性材料，加深感知。

第三，增加教学活动的趣味性。

第四，提供有效的交互，促进学习者的发现和探究性学习活动。

第五，提高教学效率和学习质量。

第六，有利于个别化教学。

第七，特殊教育的发展。

第八，促使教师的作用发生变化。

第九，有利于探索和实现不同教与学模式的教学。

第二节　传统教学媒体与现代教学媒体

一、传统教学媒体

（一）教科书

教科书是师生教与学的主要媒体。

1. 教科书的优点

教科书的优点包括以下几方面。

第一，呈现的信息比较稳定，能够较可靠地传递给学习者，并且容易检验、评定和修改。

第二，包含相对持久的信息，利于学习者自己控制信息呈现速度。

第三，使用方便，不需要特殊的使用环境。

2. 教科书的缺点

教科书的缺点主要包括以下几方面。

第一，常常简化了客观事物的现象和过程，需要学习者运用想象力和抽象思维能力演绎其信息，对学习者的理解力有较高的要求。

第二，不能与学习者进行交互作用，学习者在阅读教科书时不能随时发问、得到反馈，在一定程度上限制了学习者对教科书的钻研学习。

（二）板书

板书是通过黑板呈现教学信息，是课堂教学中传递信息的有效手段。板书通过学生的视觉感官传递信息，在表达教学内容时较语言信息简练、清晰，能弥补语言符号稍纵即逝的缺陷，对教学内容具有高度的概括性，能条理清楚、层次分明地展示教学内容，突出教学重点。另外，书写端正、形式优美、设计独特的板书还能激发学生的学习兴趣。教师在运用板书时应注意以下几方面。

第一，板书应包括授课题目、教学内容的简要提纲和重要结论、讲授中出现的名词术语、重要概念等内容。

第二，在板书的安排上，可将题目、简要提纲和重要结论写在教学板的左侧，而名词术语、概念及简图等说明解释性内容可排列在教学板的右侧，并根据教学内容不断更换，而左侧的板书内容应保留至授课小结完毕后擦去。

第三，板书应字迹清楚，书写规范工整，有条理，字的大小及疏密以后排同学能看清楚为准。

（三）图表媒体

图表媒体又称图示教材或图形教材，泛指不需要放映就能供学生观看的教学用视觉材料，包括图画、图表和挂图。图画和挂图能为人、事、物提供生动形象的表达，增强学生的感性认识，增进学生对抽象知识的理解，在形态学科的教学中应用较多。图表是将某些事实或观念整理概括后，用一定表达形式的图形和表格使学生对学习的内容一目了然，在护理各门学科的教学中都具有重要的价值。教师在制作和运用图表媒体时应注意以下几方面。

第一，图表的制作要规范，色彩鲜明，工艺精巧，形象逼真。

第二，图表的设计要目的明确，重点突出，尽可能体现知识的内在联系。做到条理清楚。

第三，图表绘制应文字工整、清晰。

第四，图表内容应严谨，具有科学性。

（四）模型与标本

模型是根据教学需要，以实物为原型，经过加工模拟而成的仿制品，具有仿真宣体、可拆卸及反复使用的特点。模型能够帮助学生认识事物的外部形态和内部结构，学生通过观察、使用模型，可获得与实际经验相一致的知识。在护理学专业教学中，模型使用较广泛，如人体复苏训练模型、护理人模型等。

标本是动物、植物、矿物等实物，采取整个个体（甚至多个个体，如细菌、藻类等微生物，或像真菌等个体小且囊生一处者），或是一部分成为样品。经过各种处理，如物理风干、真空、化学防腐处理等，可以长久保存，并尽量保持原貌，借以提供作为展览、示范、教育、鉴定、考证及其他各种研究之用。通过标本,学生可真切地获得对学习对象形态和结构特征的感性认识,提高学习效果。标本在护理教育中应用较广泛,如解剖课上的人体标本等。

二、现代教学媒体

（一）光学教学媒体

1. 幻灯机

幻灯机是利用光学系统将图片或事物的影像放大投射到银幕上去的一种设备。

（1）幻灯机的优点

幻灯机的优点主要包括以下几方面。

第一,使用简单,操作方便。

第二,直观性强,可代替图表、挂图,并易携带、保存。

第三,可与录音机同步使用。

第四,教师具有较大自主性,可根据教学需要,自行制作幻灯片,丰富教学内容,也可决定幻灯片播放顺序,并根据教学需要选择按序放映、退回放映或定时放映,甚至可以按需增删。

第五,可利用画面变化和对比技术讲解课程重点与难点。

第六,可将丰富的临床病历资料,典型或罕见的临床体征等护理场景中的实物照片制成幻灯片,加深学习者对教学内容的认识和理解。

（2）幻灯使用的注意事项

教师在使用幻灯机时应注意以下几方面。

第一,事先安排好幻灯片的播放次序,避免放映中出现前后颠倒、上下翻转现象。

第二,保证幻灯画面清晰。课前教师应检查幻灯机的工作状态,同时使用遮光帘布,保证幻灯片内容能清晰呈现。

第三,尽量集中放映幻灯,减少开关帘布的麻烦,以免导致精力分散。

2. 投影仪

投影仪是一种通过直接在胶片上书写文字或将实物反射投影来展示教学内容的光学教学媒体。它的基本原理与幻灯相似,不同之处在于后者只能通过照相或其他方法预先做好幻灯片后才能放映,而前者用直接书写胶片薄膜的方式即可。另外,放映投影片时不需遮光。

（1）投影仪的特点

投影仪的特点主要包括以下几方面。

第一,教师可以将实物放在投影仪上展示其轮廓或做演示实验,也可制作多层复合投影胶片,通过叠加和平面旋转的方式展现事物运动的发展过程,学习者的观察效果好。

第二,可代替教学板,教师直接面对学习者,边写边讲,用彩笔标示重点或添加细节,方便教学。

第三,亮度高,可在明室中放映,有利于和其他教学媒体配合使用。

（2）投影仪使用的注意事项

使用投影教学应注意以下几方面。

第一,投影胶片上的字应清楚,保证教室最后排的学习者也能看清楚。

第二,胶片上的内容应该是所讲内容的概括式纲要不宜过多。

第三,投影屏幕离黑板不宜太远,避免阳光直射。

第四,投影应结合讲解进行。

第五,在需要记录投影内容时,应给学习者记录时间。

第六,不使用时应关闭投影器,避免学习者注意力分散,减少视觉疲劳。

（二）音响教学媒体

音响教学媒体是以电声技术和设备为硬件基础,以录音教材为软件基础面构成的媒体系统,它们能将声音信号记录储存,经过一定的处理加工后放大播出并进行空间传播。在音响教学媒体中,录音媒体在护理教育领域中运用较多,如利用录音进行课程的学习,帮助学习者感知和辨别各种心脏杂音和呼吸音,提高病情观察能力。

录音教学媒体是对声音信息进行记录存储并运用于教学的音响媒体。使用录音教学媒体时,教师应事先指明播放内容的要点和注意事项,结合教学内容提出问题,让学习者带着问题去听、去想；播放中注意以静听为主,适当地穿插释疑性讲解；录音播放后,根据教学信息指导学习者练习,概括总结录音教学中的内容要点,以巩固教学效果。

（三）声像教学媒体

声像教学媒体是指能将静止或活动的图像转化为视频信号和磁信号，并予以记录、传输、放大和播放的教学媒体。声像教学媒体既能呈现视觉信息，又能呈现听觉信息，是一类形象化的综合性教学媒体。

目前应用较多的主要有电视和录像。电视受众多、覆盖面广，活动画面比较直观，有极强的现场感和感染力，可用于表现宏观与微观世界，展现正常情况下难以观察的事物变化过程。录像机一般与摄像机、电视机配套使用，通过摄像机录制教学的声音和图像信息，再通过电视机播放。录像的作用特点是可以保存重放，有利于学习者重复学习，巩固学习效果；可以反复重录，使教学内容适应教学需要。在护理教育领域，电视和录像常用于展示疾病的机理，再现各种护理操作技术的方法、过程和步骤。

（四）电子计算机

1. 计算机化教育

计算机化教育是现代教育与计算机技术相结合的产物，主要包括两个方面计算机辅助教学和计算机管理教学。前者利用计算机的人机对话进行教学，直接为学习者服务。计算机管理教学是利用计算机进行教学管理，直接为教育行政人员和教师服务。在教学中的功能主要包括以下几方面。

第一，教室信息处理。

第二，档案管理与利用。

第三，自动测试与学习监控。

2. 多媒体计算机技术

多媒体计算机技术是指用计算机综合处理文体、图形、图像、动画、音频、视频等多种媒体信息，并在它们之间建立逻辑连接，集成一个具有交互性的系统的技术。多媒体计算机技术的作用特点主要包括以下几方面。

第一，可以综合运用各种媒体手段，提供较其他媒体形式更形象、直观、生动活泼的教学形式和表现手法，给学习者多种感官的刺激，激发学习者学习兴趣。

第二，可以创造出交互作用的教学环境，形成智能化的人机对话学习氛围，让学习者有强烈的真实感和参与感。

第三，可通过计算机网络高速度、大容量地向广域传播。多媒体计算机技术的运用给教育带来了深远的影响。

第三节　多媒体技术与计算机辅助教学

一、多媒体技术

多媒体技术是指用计算机交互地综合处理文本、图形、图像、动画、音频和视频等多种信息，并使这些信息建立起逻辑连接。

（一）多媒体技术的特征

多媒体技术主要具有以下几方面的特征（表5-3）。

表5-3　多媒体技术的特征

多媒体技术的特征	具体阐述
信息媒体的多样性	指计算机能综合、及时地处理多种形式的信息，如文本、图形、图像、动画、音频、视频等，使人与计算机交互具有更广阔、更自由的空间
交互性	指用户可对多样化的计算机信息进行交互式操作，使用户能更有效地控制和使用信息
集成性	指以计算机为中心，综合处理多种信息媒体。信息媒体的集成包括信息的多渠道获取和合成，信息的统一组织和储存。经过处理，把孤立的、分散的、不同类别的素材集合在多媒体中，形成相对完整的内容以反映特定的主题

（二）多媒体技术的应用

多媒体已广泛用于社会生活的各个领域,包括以下几方面(表5-4)。

表5-4 多媒体技术的应用领域

应用领域	具体阐述
家庭	如家用游戏机、交互式电视等
教育	如教学模拟和演示、视听教材、计算机辅助教学等
电子出版物	如多媒体百科全书、电子图书等
信息管理	如文献资料的管理和保存、检索与数据库等
通信	如可视电话、电视会议等
商业	如展示商业信息(广告)、科技展示、导购导游等

（三）多媒体课件

多媒体课件是借助于计算机显示器或投影电视呈现的,它具有多维、非线性和交互性特点。

第一,多维具体表现为媒体的多样性。

第二,非线性是指任何时间、任何位置都可以暂停、跳转和退出。

第三,交互性是指可以实现人机对话,受教育者通过试题的应答,了解其对课程的学习环境或对技术的掌握情况,以判断是继续学习,还是采用其他辅助措施,然后再回到原来的测试位置。

多媒体课件的形式丰富,目前常用的有助学型、助教型及综合型。这些形式使得多媒体课件具有辅助教学、辅助学习、网上答疑、在线讨论、提交作业等多种功能,这些功能现已广泛运用于远程教学中。

（四）多媒体教材的制作

多媒体教材的开发过程包括多媒体数据采集即确定问题领域、剧本构思和设计,素材准备,数据处理和编辑,编制程序形成应用程序四个步骤。各学科领域的专家主要负责多媒体数据采集和剧本构思,多媒体计算机软件工程师则按照剧本的构思组织素材和编制程序。而剧情、文字编辑、声音效果、音乐等制作则需其他专业艺术人员来完成。随着计算机知识的普及及推广，许多专业技术领域的专家也成了编辑、编程等多媒体技术能手，能完成多媒体教材的制作。

二、计算机辅助教学

计算机辅助教学（Computer Asisted Instruction，CAI）是一种新颖的教学方式，是以计算机为基本工具的教学。

（一）计算机辅助教学的特点和功能

计算机辅助教学具有互交性与个别化教学、内容与形式的多样化、广泛的适用性，大容量和快速度、能模拟和可通信等特点。计算机辅助教学还有利于实现个别化教学；有利于大面积授课；能及时提供反馈和强化；能提供多种交互式的人机双向交流，能综合运用各种现代教学媒体。

（二）计算机辅助教学的主要模式

计算机辅助教学的主要模式主要有以下几种（图5-2）。

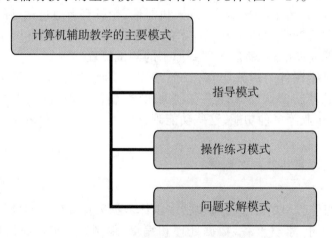

图5-2 计算机辅助教学的主要模式

1. 指导模式

指导模式是用计算机系统模拟教师授课的全过程。指导模式由授课、提问、评判三部分组成。其基本原理是把教学内容分成一系列的教学单元,按教学目标连接各单元,学生在教师的指导下自己组织学习。

2. 操作练习模式

操作练习模式是由计算机向学生逐个显示习题,要求学生联机回答。如学生回答正确,就进入下一个问题,否则给予适当的提示,再向学生显示同一问题让其回答。这种模式的目的是使学生通过大量的习题练习,达到巩固知识的目的。

3. 问题求解模式

问题求解模式是一种智能型教学模式,引导学生与程序系统一起求解问题。解题过程中,学生用所学的知识,掌握求解问题的方法。这种模式主要用于培养学生设置模型,形成理论等较抽象的逻辑思维能力。

(三)计算机辅助教学课件设计的过程

实现计算机辅助教学的关键是课件设计。课件的质量直接影响到计算机辅助教学的效果。护理计算机辅助教学课件本质上是一种计算机应用软件,它的开发过程和方法与一般的软件工程有着许多相同的地方。计算机辅助教学课件设计的过程有以下五步(图5-3)。

1. 目标分析

就是要明确三个"W":为什么要使用计算机辅助教学(Why);教什么(What)和教谁(Who)三个"W"。

2. 教学设计

教学设计通常要涉及以下几方面的工作。
(1)任务分析
在总任务的目标下,把它们分成若干具体的小任务,以便一步一步地展开教学。
(2)选择计算机辅助教学方法和课件类型
要根据各教学任务的内容特点,选择适当的计算机辅助教学模式。

（3）信息设计

信息设计是创作教学对话的内容,所以也称对话设计。

（4）课件组织

课件组织指的是将教材组织成便于学习的形式。常用的形式有直线式、菜单式和混合式三种。

（5）指导语

指导学生如何使用计算机辅助教学的计算机显示信息。

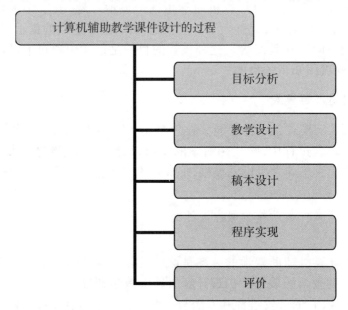

图 5-3　计算机辅助教学课件设计的过程

3. 稿本设计

稿本设计又称脚本设计,课件的稿本设计一般是先根据需求来确定系统的目的,定义系统的功能和界面,然后以屏为单位确定系统的逻辑结构选择媒体形式和确定每种媒体的信息量,最后形成详细而完整的制作稿本。CAI 的稿本可分为文字稿本和节目稿本。

（1）文字稿本

文字稿本是教师根据教学要求对课件所要表示的内容进行的描述。

（2）节目稿本

节目稿本是在文字脚本的基础上改写而成的、能体现软件结构和教学功能,并为程序编制的直接依据的一种具体描述。

4. 程序实现

程序实现指使用适当的方法进行课件的编码和调试,以便形成一个能在计算机上运行使用的课件产品,是 CAI 课件设计中最中心的环节。其中界面设计和调试是比较重要的两个方面。

（1）界面设计

界面设计是计算机与学习者在交互时所用的沟通符号和形式的设计。在计算机辅助教学课件中,学生可以通过交互界面向计算机输入信息,进行询问、操纵和控制;而计算机则通过交互界面向学生提供信息,以供阅读、分析和判断,简单而友好的界面可以方便学生使用。

（2）调试

调试的目的是为了找出程序中隐含的各种可能错误并加以排除,其中包括教学内容上和计算机语言文法上的各种错误。调试的形式有跟踪调试和运行调试两种。

①跟踪调试

跟踪调试即在课件制作过程中,开发人员可以用在课件中设置断点,跟踪系统的运行状态或逐段运行的方法,观察课件制作的效果,并随时中断系统运行进行编辑修改。

②运行调试

运行调试是指课件制作完成后,由开发人员或最终用户所进行的局部修改。

在课件程序编写和调试结束后,还需编写相应的文档,即说明书或手册,通常应包括软件技术手册、学生手册和教师手册等,一个完整的课件就由它的程序和上述文档共同完成。

5. 评价

课件评价的目的是为了检验课件的质量和教育效果。通常分为形成性评价和终结性评价。

（1）形成性评价

形成性评价是在课件制作过程中所进行的评价,旨在调试和修正软件制作,使之更加完善。它通常分 4 个阶段,各阶段有不同的侧重点（表5-5）。

表 5-5　形成性评价的阶段

形成性评价的阶段	具体阐述
计划阶段	主要关心教学目标,对学生情况的假定、个别化教学的方法与内容的组织等问题
设计阶段	主要关心教学策略与媒体的选择等
实现阶段	主要评价以上考虑的问题是否实现。如课件的教学风格、逻辑顺序、学生对话的数量与质量、提问的质量等
优化阶段	关心的问题与实现阶段一致,但更偏向于语言艺术、图形质量、术语的一致性以及其他有关技巧和艺术方面的问题等

（2）终结性评价

终结性评价是在课件制作结束后进行的评价。终结性评价的具体做法是评比与评审。

①评比

评比是将计算机辅助教学课件从反映教育价值的内容、策略、数量、效果等几个方面进行比较和综合分析,判断它们等级上的差别和评定其先后名次,这是一种相对性的评价方法。

②评审

评审是将一个课件与某个标准进行比较,判断其教育价值和等级,审查一个课件是否达到应有的标准因而可以发行与推广应用,是一种绝对评价方式。

第四节　护理教学媒体的选择与应用

一、护理教学媒体的选用原则

不同的教学媒体具有不同的特性和功能,孰优孰劣不能一概而论,每种教学媒体各有所长,也没有一种教学媒体是万能的。所以在教学活动中,应了解教学媒体各自的特点,综合应用,取长补短,形成和建立科学合理的教学媒体功能观,发挥教学媒体的最大功能。概括来说,护理教学媒体在选用时应遵循以下几个原则(图 5-4)。

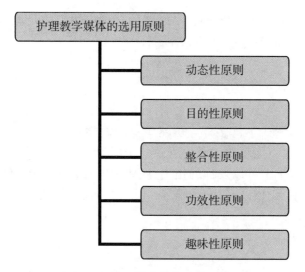

图 5-4 护理教学媒体的选用原则

（一）动态性原则

不同教学媒体的运用,会直接推动和影响教学活动的进行,导致不同的教学效果。特别是现代教学媒体的运用,使教学更加生动,更能激发学生的积极性。但是,教学媒体的使用要因人、因物、因势而适时、适度地进行动态调整,以达到最佳的教学效果。

因人,即依据学生的实际情况和教师本身的素养。

因物,即依据教学媒体的适用范围和使用条件。

因势,即依据教学条件和教学效率的要求。

适时,即在教学媒体最能奏效时运用。

适度,即教学过程中不是教学媒体运用得越多越好。

（二）目的性原则

教学媒体的选择应为教学目标和任务的实现服务。不同的教学目标和任务需要不同的教学媒体来完成,即使是同一学科的教学,由于教学目标不同,需要采用的教学媒体也不同。在教学的不同阶段,如引起注意、提出要求、回忆所学知识、展示新材料、指导学习、收集学生的反应、对学生的反应进行反馈、评估学生的成绩、帮助学生记忆等,需要不同的教学媒体相匹配。各种教学媒体的合理应用应满足教学内容和教学目标的需要，服务于教学的总体目标。

（三）整合性原则

教学活动形式丰富多样。虽然单一的教学媒体可以独立用于解决细节问题，但它不能解决教学过程中的全部问题。所以教师不仅要考虑各种手段在教学中可以发挥的作用，还要考虑各种手段作为一个整体需要发挥的作用。只有通过交叉整合，才能达到最佳的教学效果。

（四）功效性原则

教学媒体是帮助学生学习的基本途径和措施，注重的是学生学习的实际效果。在课堂教学中，无论使用哪种教学媒体，都应该体现如何让学生更好、更容易、更快地学习的目标。在满足最佳教学效果的前提下，注重成本效益，尽量不使用其他高成本的辅助教学媒体。

（五）趣味性原则

在选择和使用教学媒体时，要坚持趣味性原则，注重调动学生的学习兴趣，激发和促进学生主动探索的心理需求，培养学生愿意思考、勤于动手、主动探索的意识和能力。

二、教学媒体在临床护理教学中的应用

下面将围绕常用的教学媒体，阐述各种教学媒体在临床护理教学中的应用。

（一）黑板与白板的应用

黑板与白板是最为常见的传统教学媒体，借助黑板与白板，教师可实施读、写、展示、演示、要求等教学行为。在授课过程中，可以用于支持语言交流活动的呈现工具，它非常适合用于护理教学内容的描述，同时也可用作护理教学中图像、图表、框架结构的载体。

1. 优点与缺点

黑板经济、简单、实用,教师书写方便,用于教学中的文字、图表、图画的制作,而且可使学生跟随教师的板书、板图的制作进行思维的连贯。

白板主要是便于更好地增加信息的呈现效果。白板在新型大教室已经取代了黑板,其表面为光滑的白色塑料平面,书写时使用特制笔,字迹可用湿布擦掉,其背面为金属层,因而可用作磁性板,因此有时被称为"视觉辅助板"。

黑板最大的缺点就是需要使用者花费大量的时间和精力去书写。这就要求护理教师最好在教学前设计出在黑板上写什么和写在什么位置。对于护理教师来说,在教学过程中与护生进行目光交流是非常重要的,而在书写黑板时,护理教师不得不背对护生,与护生失去目光交流,结果导致教师既失去对护生应有的控制,又无法看到护生对板书内容的反应,从而在一定程度上会影响教学效果。

2. 使用注意事项

如果要有效地发挥黑板的作用,还应注意使用时的技巧。

第一,教师使用黑板时应注意相同层次内容的板书排列整齐。

第二,板书字体要工整、结构匀称、大小适宜,以最后一排的学生能看清楚为标准。

第三,要从教室的各个角度检查黑板的可视性,观察是否存在反光点,要保证从每个角落都能看清楚黑板上的字或图。

第四,作图可以先准备好模板,使图规范。彩笔可用来强调重点,但不可使用过繁。

第五,讲课时适宜讲授与板书交错进行,护理教师站在黑板的一侧,与黑板大约成45度角,这样既可以指点黑板,又可以保持与护生必要的目光交流。

(二)实物和模型的应用

实物与模型是护理教学中常用的教具,借助实物与模型,教师可实施展示、演示等教学手段,将有关教学内容直观地呈现在课堂上。

1. 优点与缺点

实物的优点是它能最直观地呈现出事物本身的特性，帮助学习者弄清和加深印象，是护理教学中的理想呈现媒体。实物媒体的缺点是获得实物有时需要花费很大的代价，而且实物有时并不能提供对事物本质的认识。

模型的优点是可以弥补实物的不足，呈现和反映无法以实物来反映的教学内容，而且经济耐用，易于获取。通过模型来学习新技术，护生不必在生物体身上实验或冒损坏昂贵设备的风险，这样能更积极主动地学习知识与技能。模型媒体的缺点是有些模型不适合抽象思维者或近视的护生，除非每位护生都有机会通过其他感官来真实感受。另外，有些教学模型易碎或太昂贵，如用于心肺复苏的模型；有些体积太大不易存储和运输；有些模型则太小，一次只能供几位护生使用。

2. 使用注意事项

第一，不要过早将实物或模型拿出，以免分散学生的注意力。

第二，护理教师可以根据教学需要用模型突出实物的某些性质，使护生对实物的内在本质认识更加深刻。

第三，大课教学中不宜使用过小的实物和模型，学生可能看不清楚。

第四，因某些模型价格较贵，在示教及学生练习过程中要注意不要损坏。

（三）投影机的应用

投影机是护理教学中常用的教学媒体之一，根据所投影的画面是否透明又可以分为书写投影机和实物投影机。

1. 书写投影机

书写投影机用于投影大型透明片，可投影事先绘制好的图画和文字资料，也可以在投影机上现场书写或绘图投影到屏幕上。

（1）优点与缺点

书写投影机的优点主要包括以下几方面。

第一，投影机操作简单，经济实用，节省时间。

第二，投影机的高亮度灯泡和高效的光学系统产生的光很强，教室内不用遮光即可使用。

第三,教师对照投影片讲解时能面向学生,易于观察学生的反馈,便于组织课堂教学。

第四,教师在操作同时可用彩色笔指出重点,或临时在图上添加细节内容。

第五,投影片制作方法简单,教师可以自制投影片。

第六,教师可根据教学内容事先在投影片上写字、制表、绘制彩图,也可把打印的材料或教科书上的图谱等复印在透明胶片上。

书写投影机的局限性在于不能自动连续地展示图像,缺乏动感,也无配音;不能投影不透明的插图,要投影必须先制成透明片。

（2）使用注意事项

第一,投影片上的字数不宜过多,字体不宜过小,字体颜色不宜过浅,以免影响学生的视觉效果。

第二,可随讲授的进度逐渐展示胶片上的内容,避免分散学生的注意力。

第三,应用投影可与其他媒体结合起来,提高学生的学习兴趣。

第四,每次更换投影片时,尤其每次使用完毕后,应关掉投影机,将学生的注意力引到教师身上来。

2. 实物投影机

实物投影机用于投影不透明的印刷品和小型实物。它是让光从被投影的材料上反射,而不像一般投影仪和幻灯机那样透射。

实物投影机的优点主要包括以下几方面。

第一,可以当场投影课堂教学所用的材料,如护理表格、插图等。

第二,可以对三维物体如手术器械、穿刺针、标本等进行放大,作为特写镜头演示讲解。

第三,可以集体演示并讨论护生的作业,如护理计划、病例分析等。

第四,不需要制作投影片,经济省时。

实物投影机的缺点主要包括以下几方面。

第一,价格昂贵。

第二,由于反射出的图像亮度较弱,室内必须遮光严密图像才清晰。

第三,设备笨重、体积大,难以搬动,因而只能在低架上操作。

第四,大功率的灯泡产生大量的热量,不仅使房间温度升高,而且可能使仪器太热而无法接触。

（四）影视媒体的应用

影视媒体是将电影或电视的图像、声音通过激光及微电子等技术来记录和提取影视信息的一种新型视听教学媒体，包括 VCD、DVD 等。它通过影碟机或电脑进行播放，操作简便，可以形象、逼真、直观地进行教学，能将临床上难以见到的动态过程通过影像和声音展示出，在护理教学中被广泛采用。

1. 特点

第一，影视媒体体积小、图像清晰、声音质量好，同时便于保存与携带。

第二，教师可按教学要求进行选段播放、暂停或重复播放。

第三，可在示范教学、操作练习等教学过程中应用。

2. 影视媒体在护理教学中的功能

影视媒体在护理教学中的功能主要包括以下几方面（表 5-6）。

表 5-6　影视媒体在护理教学中的功能

影视媒体在护理教学中的功能	具体阐述
动态的视觉与听觉结合	影视媒体可让人耳闻目睹，综合运用多种感官，为护生提供身临其境的感性经验
突破时空限制	影视媒体具有多视点、可变时空的蒙太奇表现手法，有利于护生深入的观察、认识、理解和思考
多感官刺激	影视媒体能提供语言、文字、图形、图像、音乐、音响等多种综合性刺激信号，可用于展示护理过程、创设临床护理情境、提供护理操作示范、解释原理、设疑释疑和推导分析
提高教学效率	影视动静结合、声画并茂的表现形式极具吸引力和感染力，有助于在教学中引起学生注意、提高兴趣、增强记忆和诱发学生感情上的参与，同时也培养了学生的观察力、理解力和创造力

第六章　护理礼仪与修养

护理礼仪是护理工作者在长期工作中形成的礼仪规范与行为准则。护理人员面对的护理对象有患者还有其家属,要想妥善地帮助他们解决看病过程中遇到的问题,除了具备专业的知识外,还应具有较高的修养。

第一节 护理礼仪

一、礼仪的基本概念

礼仪是人类文明的产物，是通过一些规范化的行为准则或规范来表示人际间的相互尊重、友善和体谅。以广义的角度看，礼仪泛指人们在社会交往中的行为准则及交往艺术；以狭义的角度看，礼仪是指在正式场合为表达尊敬和重视所举行的规范化的仪式。[①]

二、护理工作服务语言的礼仪要求

语言是人们交流思想和感情的主要工具，护理人员语言文明，服务用语规范，是护理职业的要求，是人类健康的需要。讲究服务用语，是护士道德修养、文化素养和思想觉悟的外在流露，是护士道德高尚的表现。

护理工作服务语言的礼仪要求主要包括以下几方面（表6-1）。

表6-1　护理工作服务语言的礼仪要求

护理工作服务语言的礼仪要求	具体阐述
语言标准	讲普通话，使用敬语、谦语、雅语。严谨高尚，平等待人
称呼得体	方式恰当，病人乐于接受。消除陌生感，拉近护患距离
准确明白	语言清楚、明确、完整。说话抓住要领，用词恰当，通俗易懂。少用或不用医学术语
文明优美	语言要文雅，形象生动，音调适中、柔和
礼貌亲切	态度要谦逊、真挚，尊重病人，富有感情，语气温和得体
富于情感	语言是沟通护患之间感情的"桥梁"，工作中护士应以极大的热情面对每一位患者，将真诚相助的情感融化在语言中

---

① 王燕.护理礼仪与人际沟通（2版）.北京：人民军医出版社，2015.

护理工作服务语言的礼仪要求	具体阐述
敏捷灵活	不同时间、不同病人、不同的病情、不同的咨询问题,回答时语言要随机应变,巧妙灵活,妥善地处理与病人之间的各种问题
保守秘密	患者有"隐私权"。护士在为患者治疗护理过程中,发现患者的隐私以及不愿公开的秘密,医护人员必须履行保密的义务

三、护理工作中文明礼貌用语的使用

文明礼貌的语言是言谈的礼仪要求,是护士语言美的基础,能体现出护士良好的语言素养。语言文明能让患者感到亲切、融洽、温暖和受到礼遇。

（一）对病人的称谓

应根据病人的性别、年龄、身份来用合适的称呼。对一般病人,可称呼"先生""女士"等；对老年病人称"大爷""大娘"等；对少年儿童称"小朋友""小同学"等。还可以使用代词称"您",亲属称"阿姨""叔叔"等。也可根据职业、职务等使用恰当的称谓。合适的称谓,体现出护士对病人的尊重,使病人感到亲切入耳,拉近护患之间的距离,有利于护理工作的实施。

（二）在与病人交往时应学会多用礼貌用语

文明礼貌的语言可以给病人以美好的第一印象,一开始就把病人吸引住,为病人在医院治疗和护理铺开了一条道。患者到医院就诊,首先接触的就是护士。如门诊导医护士见到病人应主动热情地迎上,并有礼貌地称呼病人说："您好！您要看病吗？您感觉哪里不舒服？""您有什么事情需要帮忙吗？"为病人指引方向时,用礼仪手势,并配合礼貌用语,如"请上楼,请上电梯,请往左拐第一个房间就是内科门诊"等。这可以使病人感到莫大的安慰。

（三）学会赞美

在临床护理工作中把握恰当的时机，给予病人恰如其分的赞美，往往能使护理工作开展顺利，得到病人的配合，而且还能收到"投桃报李"的效果，即同样得到病人对我们的赞美。如给一个口腔儿科的小病人补牙时，可以赞美说："××小朋友真勇敢，让大夫阿姨把你牙齿的小虫虫捉出来好不好？"对老年患者也一样，要不失时机地给予赞美。

（四）在为病人进行护理治疗时应采用商量的口吻

根据人性化护理服务的要求，护理工作转变不单只是形式上的转变，更是意识上的转变。以往我们每做一个操作，会与病人说："××同志，现在我要给你做一个 ×× 操作。"是一种陈述语句。而现在会对病人说："××同志，现在给你做一个 ×× 操作，好吗？"变成了一种询问语句。这不单只是说话方式的改变，更体现了我们在服务意识上的转变，它体现出我们更尊重病人的权利及人格。

四、护理工作中的巡视礼仪

临床护理工作中，巡视观察病人也是护理工作常见的、重要的内容，在此过程中，护士既要履行对病人进行临床观察的职责，又应注意礼仪礼节，对巡视中遇到的种种问题妥善应对。

（一）病人询问时的礼仪

巡视病房时，我们会经常遇到病人提出许多这样那样的问题。此时，护士应使用倾听技巧，耐心听取病人的问题，给予尽量详细的解释，适时做出恰当反应，切不可表现出不耐烦。如自己不能解决，应帮助介绍病人找到能为其解决问题的人。

（二）晚间巡视时的礼仪

一般情况下晚间护理人员相对较少,有些病人病情变化又常常发生在夜间,因此晚间护理巡视是十分重要的。护士应了解病人的病情,一般不应该在每次巡查时都用手电照射病人的面部。特别是对一些睡眠状况不佳的病人,巡视时可只照射病人的腹部,也能达到评估病人的呼吸和其他情况的目的。当然,对危重病人的监测要做到全面和细致。

（三）病人行为异常时的礼仪

护士的重要职能之一就是像"哨兵"一样,时刻注意和了解病人的情况,以提高护理观察效果,为临床诊疗的顺利进行提供必要的论据。

病人有时会因为行为或意识障碍产生一些异常的表现,如果护士对此缺乏了解,而无视这些表现,就会延误诊治,造成不良后果。护士要对病人的情况做到心中有数,知道自己今天值班要重点观察的病人,认真对待每一项护理工作。特别是当病人陷入一种困扰的漩涡难以自拔的时候,护士要责无旁贷地帮助其摆脱,这是护士义不容辞的职责。护士还应具备专科知识,对于病人因病情变化而产生的语言或行为异常,能够及时发现,进一步密切观察,并能及时采取必要的措施。

（四）病人哭泣时的礼仪

护理巡视时,有时会遇到正在哭泣的病人。这时,护理工作人员应做到以下几方面。
第一,应从多方面了解其哭泣的原因,使自己的交流能有的放矢。
第二,交流中要充分体现同情、理解病人。
第三,要有为病人排忧解难的积极态度。

五、常用护理操作礼仪

（一）护理操作美

护理操作美是指以审美的标准探讨蕴含在其中的美感。护士在实施护理操作的过程中,应以达到技术指标为准绳,并在此基础上注重将美融入其中,使护理操作真正成为一种美的艺术。

1. 护士应注意身体姿态的调整

护士在病人面前时,应时刻注意自己的形象,无论进行何种操作,都应注意姿态的正确和美观。不能为了省事而忽略了细节,给人以工作态度不严肃的感觉。在操作中需要站立、仰头、弯腰、转身时,应注意姿态的优美舒展。不正确的和不美观的姿态不但会使病人感到不舒服,对护士来说,如果不良姿态长期得不到纠正,也极易造成形体上的问题,影响护士的身心健康。所以护士应注意保持体态的正确和优美,表现出护士应有的精神风貌。

2. 护士在执行操作时手的动作

无论何种操作和治疗手段,都要通过护士的手来完成。护士在操作之前,应确定手的活动方式和范围,虽然操作的步骤和程序是有具体要求的,但护士在临床护理工作中实施操作时,还需要根据病人的具体情况和周围的环境来确定手的动作的轻重缓急。在不同的环境下,护士还要注意把握手的活动范围,不能因护士手的活动范围过大而导致失误,这样不仅会带来不良后果,而且也会有损护士的形象。

3. 护士对操作后环境的整理和物品的归位

从护理行为美的要求来说,这也是考察护理工作完美性的重要标志之一。因此,护士不但要注重自己的各种行为表现,而且要寻求更高的护理美学艺术标准。在操作结束以后,不仅使病人感到舒适和愉快,还要使人感受到视觉上的愉悦。

(二)常用操作中的礼仪

1. 晨间护理

护士在做晨护时,一走进病室首先要向病人表示问候。如果护士想请能够活动的病人离开,不能驱使病人,而应礼貌地询问。如果能够诚恳地对待病人,往往就能得到病人的理解和支持。

如果是卧床病人,护士则应在整理床铺的同时,注意检查病人的意识、一般状况和皮肤的血运等情况。在实施操作的过程中,应按照正确的程序进行。经护士整理过的床位,应给人一种整洁美观的感觉。有些病人虽然生活不能自理,但意识是清楚的,护士在为其实施更衣、更换卧位等治疗和护理,需要暴露病人的身体时,应注意保护病人。这里"保护"有两种含义。

第一,要注意关窗关门,遮盖不需要暴露的部位,尽量避免病人因此而着凉,引发其他疾病。

第二,要注意保护病人的隐私。身体是人的隐私的重要组成部分。护士应在操作之前,将其他人请出,或用屏风、隔帘等保护病人。

2. 发药

在发药时要注意使用礼貌用语,推车轻开门入内,随手轻关门。

3. 测血压

携用物至病人床前,面向病人俯身询问:"现在能给您测一下血压吗?"为其测血压,同时询问:"您平时血压高吗?今天测的血压是××,比原来低点,请注意起床时不要太猛,以免头晕。您若感觉不舒服,请及时按红灯告诉我,我也会经常来看您的。"

4. 注射

护士在为病人注射时,应注意以下几方面。

第一,认真核对床头牌。

第二,脚步轻盈,手推治疗车来到病人床前。

第三,选择注射部位并协助病人摆正体位,语气随和。

第四,要做到心不躁、手不重,随着病人的动作协助其做好准备。

5. 静脉输液

护士在为病人静脉输液时,应注意以下几方面。

第一,脚步轻盈,手推治疗车来到病人床前。

第二,认真查对床头牌。

第三,消毒后进针前再次查对姓名。

第四,进针、固定后,为病人摆好舒适位置。

第五,协助病人拉好衣袖,并询问是否盖好被子。

第六,把呼叫开关递给病人,并交待:"您如有事请按对讲机。"

第七,推车出门,随手轻关门。

6. 导尿

病人在接受"导尿术"时，因羞耻所造成的心理压力，远远超过了施术本身产生的不适、疼痛。所以护士在实施导尿术的过程中，要严格遵循对病人的不伤害原则，要尊重病人身体的隐私权。以充分的准备、精湛的技术、体贴的话语、最短的时间完成导尿术。

7. 灌肠

病人接受灌肠时并不意味着心甘情愿地交由护士"摆布"，术前介绍得再详细、准备得再充分也有可能出现以下情况。

第一，各种原因引起的肛管插入困难，插入受阻，病人感到不适、疼痛与紧张不安。

第二，灌入液体快速流出，无效灌肠，结果导致病人不满意。

第三，便溢出，污染床及病人衣物，结果导致病人不满情绪增加。

第四，没有达到清洁标准，需要多次灌洗，结果导致病人烦躁，不愿继续。

在灌肠术中，护士可采用商量、建议、肯定、鼓励的口气及礼貌用语与病人沟通，在操作过程中，无论发生了什么事情，都不要埋怨、指责病人。

（三）集体交班时的礼仪

第一，与会者应准时参加会议，着装整齐并按规定的姿势，面对主持人站立，全神贯注倾听交班报告。

第二，主讲人应做好充分准备，既全面概括，又重点突出。以端正的站姿、清楚的词句向与会人员报告值班情况。

第三，如果在晨会上就某一问题争论不休，一时得不出结论，主持人应另择时间专门研究解决。

第四，时间不宜过长。与会者可在交班后的讨论中，针对较重要的问题及疑点提问，发言时要注意用礼貌用语。

第五，在进行床头交班时，应充分体现对病人的尊重及护理人员之间的合作精神，特别注意对病人有所打扰时应及时道歉。

六、与抑郁病人沟通时的礼仪

临床上抑郁病人的常见症状主要包括以下几方面（表6-2）。

表6-2　　临床上抑郁病人的常见症状

临床上抑郁病人的常见症状	具体阐述
内心忧愁	由于抑郁情绪的支配，认为自己什么都不好。表现为疏远亲友、回避交往、自我贬低、自我消沉
自卑感	由于情绪低沉产生。认为别人看不起自己，甚至讨厌自己。表现为长吁短叹、双眉紧锁、两眼含泪的悲痛心境
悲观厌世	有明显罪恶感或猜疑病，总觉得生不如死，流露自责自罪和自杀念头
睡眠欠佳	常伴有睡眠障碍
缄默	病人在精神运动性抑制时，饿了不吃饭，口渴不喝水，生活被动，反应迟缓，整日闭口不言，严重者不动、不食
焦虑烦躁	部分病人在忧郁的心境中表现烦躁、焦虑、易激怒

护理人员在与抑郁病人沟通时应注意以下几方面。

第一，从各个方面照顾这类患者，并尽量满足他们的心理需求。即使患者做了不恰当的事情，也不要抱怨和指责。试着从关怀和爱的角度向患者讲道理，让患者做一些他们愿意做的事情，以保持心情舒适。

第二，保证病人生活需要，此时应无微不至地关心病人的饮食起居、个人卫生，保证营养，用真情的护理去感化病人，慢慢使病人感到人间的温暖。

第三，与病人多交谈，全面了解病情及病人心理活动。在交谈中注意礼貌性语言，使他获得尊重和关心。

七、病人临终及去世时护理工作人员应有的礼仪

作为护士，不仅仅要懂得尊重生者，还应认识到尊重死者的重要性，认识到死者在其家庭中有举足轻重的位置，因此尊重逝者同样是职业所赋予的责任。

（一）病人临终时护理工作人员应有的礼仪

在病人临终时，护理人员应做到以下几方面。

第一，注意自我仪表形象，保持沉稳、大方，切忌浮躁。

第二，走进病房切忌谈笑风生，注意走路稳重。

第三，尽量使病人的卧位舒适，卧具清洁，无异味。

第四，根据病人的情况，适时与之交谈。

第五，在抢救、处理临终病人时切忌忙乱、惊慌，做到有条不紊。

第六，做好家属的工作。

（二）病人病逝后护理工作人员应有的礼仪

在医生确定病人死亡后，护士应尽快整理一下死者的床位，把死者放在床的中央，将面部的血迹及其他分泌物擦干净，抢救仪器摆放在墙的一边，一切整理完后通知家属病逝的消息。此时，家属的情绪极度亢奋，任何劝慰都显得苍白、乏力，他们会不顾一切地扑向死者，以发泄他们难以控制的情感。此时，护士不应强行阻拦，应给他们发泄情感的权利。此时的主角是家属，护士这时不应离开房间，应随时以肢体语言来表达对家属的尊重与安慰。

在家属与死者见面后，护士应以语言交流为主，做好家属的疏导工作。此时最好的合作伙伴是死者单位的同事，取得他们的合作是护士完成疏导工作的关键，有时可达到事半功倍的效果。家属离去后，护士就开始对死者做"遗体料理"工作。此时，护士应注意以下几点。

第一，表情严肃，态度认真。

第二，操作时动作要轻。

第三，遗体料理完毕后，请家属再看一次死者。

第四，遗物对生者来说是非常重要的。因此在清理遗物时，应注意不得随意处理死者的遗物，将遗物全数交给家属处理。

第二节 护理与人际沟通

护理工作中的人际关系是在护理过程中产生及发展的所有人际关系的总称,建立良好的沟通网络及人际关系,有助于提高医疗护理服务水平,促进患者的身心康复。

一、护理工作中人际关系的种类

（一）护士与患者的关系

1. 护患关系的特点

护患关系具有显著的特点,概括来说主要包括以下几方面(图6-1)。

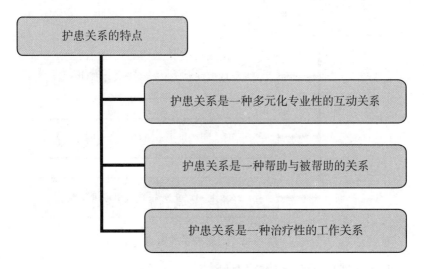

图6-1 护患关系的特点

（1）护患关系是一种多元化专业性的互动关系

护患关系不是两群人的简单相遇与交往,由于护患双方都有属于他们自己的知识、感觉、情感和对健康与疾病的看法以及不同的生活经验,而这些因素都会影响互相的感觉和期望,而这种相互影响又是不对等的,患者依赖护士,这就决定了互动关系中,护士是影响患者的主体,有责任使其护理工作发挥治疗作用,收到积极的、建设性的效果。

（2）护患关系是一种帮助与被帮助的关系

护患关系不同于一般的人际关系,是帮助者和被帮助者之间的关系。有时是两个系统之间的关系,也就是帮助系统(包括护士和其他与患者互动的工作人员)和被帮助系统(包括寻求帮助的患者和家庭成员、重要成员等)之间的关系。

（3）护患关系是一种治疗性的工作关系

护患关系是护士在护理工作中,满足患者的需要时建立产生的。治疗性的护患关系是以患者的需要为中心,无论患者的身份、学历、地位如何,也不管护士是否愿意,作为一名护理人员,护士有责任使其护理工作得到积极的、建设性的效果。

2.护患关系的分期

患者到医院就诊与护士接触开始,直到患者出院或恢复健康,护患关系一般可分为三个时期(图6-2)。

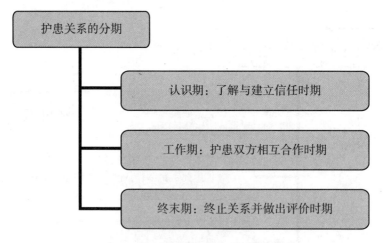

图6-2　护患关系的特点

（1）认识期：了解与建立信任时期

这一时期护患关系发展的主要任务是在与患者进行良好的沟通后,使护患双方相互了解并建立信任关系。护患之间的信任是进行任何护理活动的基础。患者通过护士的语言或行为举止能检验护士的可信任和依赖程度,对护士的信任有助于减轻患者对陌生环境的压力。

（2）工作期:护患双方相互合作时期

护患双方在信任的基础上开始合作。这一时期的主要任务是通过对患者健康资料的收集,发现患者现存的健康问题,并采取具体措施及时解决。在这一时期,护士应主动与患者进行商讨,调动患者的主动性。

（3）终末期:终止关系并做出评价时期

通过治疗和护理,患者的病情得到好转,或是达到了预期目标,可以出院休养,这就标志着护患关系进入终末期。这一时期的重点是护士与患者共同对整个护理工作及护理目标进行评价,根据现存的或是以后可能发生的健康问题制定相应的对策。

3. 护患关系的模式

护患关系的模式主要包括以下几种类型(图6-3)。

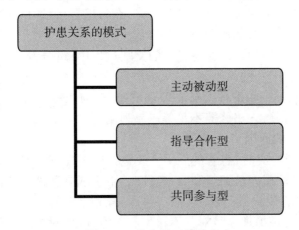

图6-3　护患关系的模式

（1）主动被动型

主动被动型也称支配服从型,这是最古老的护患关系模式。这种模式受传统生物医学模式的影响,把疾病看成单纯的生物理化因素所致,忽视患者的社会、心理属性。护士处于主导地位,把自己的处置意见施加于患者,要求患者绝对服从。

（2）指导合作型

这种模式把患者看成生物、心理、社会属性的有机整体,护患双方在护理活动中都是主动的。其中以执行护士的意志为基础,患者应尊重护士的决定,主动配合医疗护理工作;但患者可以向护士提供有关自己疾病的信息,同时也可提出要求和意见。

（3）共同参与型

这种模式中，患者的人格和权利得到了尊重，积极性得到了充分发挥，护患双方共同讨论护理疾病的相关方法，之后患者主动配合护理人员。但在工作中应注意，不能把强调患者的参与意识理解为把本应护士做的工作都让患者与家属去做。

4. 护患冲突的主要原因

（1）护理人员的原因

产生护患冲突时，护理人员的原因主要包括以下几方面。

第一，在医院这个环境中，护理人员由于工作重、压力大、缺乏一定的自我控制能力，再加上一些年轻护士临床经验不足等原因，造成了对患者的关心、支持不够，甚至对患者流露厌烦、鄙视等情绪，使患者心理上产生巨大的失落感和不安全感。

第二，某些护理人员自恃专业优势，在与患者接触时往往以权威、救世主自居，缺乏应有的职业道德及修养。

第三，某些护理人员在与患者的交往过程中，过分看重个人的功利，不能做到患者第一的原则。

第四，由于一些护理人员心理素质差，在与患者交往过程中表现出情绪自控能力差、人格修养不足等一系列问题。

（2）患者的原因

产生护患冲突时，患者的原因主要包括以下几方面。

第一，对护理人员期望和要求过高。由于现有条件不能使患者和家属达到预期的效果或目标，从而产生失望、沮丧等情绪，并认为医院业务水平不够或是护理人员对其不够尽心尽力，因而对护理人员的信任下降，影响护患关系。

第二，某些患者由于躯体疾病或伤残，产生了心理方面的障碍，出现了抵触、不配合治疗等情绪，易使护患关系转入反感和对立状态。

第三，患者由于受社会其他因素的不良影响，对护理人员过分挑剔、指责或是对其抱有成见。

5. 导致护患冲突的主要因素

导致护患冲突的主要因素包括以下几方面（图6-4）。

（1）知识的缺乏

由于护理人员缺乏应有的相关学科的知识，给沟通带来不同程度的障碍。

（2）不适当的环境与气氛

护理人员在与患者进行沟通交谈时,应该在安静、不嘈杂的环境中进行交谈,以免患者受到外界的干扰。交谈时应尊重患者,不应有无关的人员在场,若特殊情况需要有外人在场时,应该征求患者的同意。

（3）不适当地打断患者的谈话

患者在入院期间,希望得到护理人员的同情及重视并能够充分了解自己的病情。有些患者会不厌其烦地向护理人员倾诉自己的病情,医护人员在忙于工作或未注意患者所关心的问题时,可能表现出不耐烦、轻易地打断患者的倾诉,使患者产生不信任感,造成护患关系的紧张。

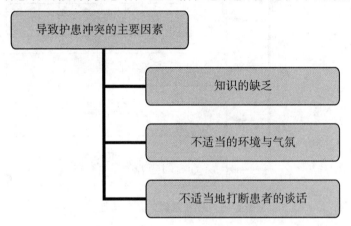

图6-4 导致护患冲突的主要因素

6. 处理护患冲突时应注意的技巧

第一,护士应有扎实的专业知识和娴熟的操作技能,以便取得患者的信赖,建立良好的护患关系。

第二,护士应端正服务意识,主动热情,细致周到地为患者服务。

第三,护士要主动维护患者的合法权益。护患沟通时,患者享有对自身疾病、诊断、治疗和护理措施的知情权和同意权,所以护士应及时将这些信息传达给患者。

第四,护士还应减轻或消除护患之间的理解分歧,由于患者的文化背景、社会地位、生活环境、病情程度存在着差异,所以护士在与患者进行沟通时应注意避免使用专业术语或是方言土语。

（二）护士与患者家属的关系

1. 患者家属的角色特征

患者家属的角色特征主要包括以下几方面（图 6-5 ）。

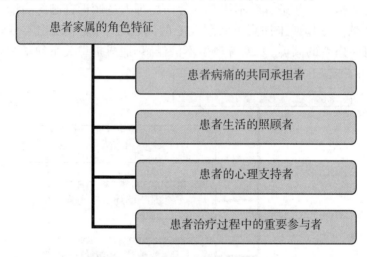

图 6-5　患者家属的角色特征

（1）患者病痛的共同承担者

按照我国医疗保护的惯例,对于心理承受能力较差而又病情严重的患者,医护人员一般首先将实情告知患者家属。因此,患者家属不仅要最先承受精神上的打击,还必须克制自己的情绪,来安抚患者。

（2）患者生活的照顾者

对于一些病情危重患者、绝症患者、部分肢体功能丧失患者及一些特殊患者,如婴幼儿、老人等,在入院期间的照顾工作都由患者家属来承担。

（3）患者的心理支持者

患者在入院治疗期间容易产生不安、焦躁、恐惧等心理。患者除了需要医护人员的关心、爱护外,更需要患者家属的心理支持。

（4）患者治疗过程中的重要参与者

整体护理虽然要求患者要积极、主动地参与到治疗护理活动中来,但是对于一些特殊患者,需要患者家属的积极参与密切配合。同时,患者家属也可为医护人员提供一些与患者病情相关的资料,以利于患者病情的诊断及护理计划的制订。

2.护士应处理好与患者家属之间的关系

护士与患者家属由于各种原因比较容易发生冲突,对此,护士人员应做到以下几方面(表6-3)。

表6-3 护理人员应对与患者家属发生冲突的对策

护理人员应对与患者家属发生冲突的对策	具体阐述
掌握娴熟的护理技术和扎实的专业理论知识	护士应主动地与患者及其家属进行沟通,并在沟通中展现自己的专业技术水平,增强患者及家属对护士的信赖
要充分理解患者家属的心理,多作换位思考	当患者及家属过度焦虑时,护理人员应主动介绍与疾病相关的知识,消除其不必要的担忧;当患者和家属抱怨迁怒时,护士应给予宽容和谅解,耐心做好解释工作;当患者和家属痛苦难过时,护士应给予他们最大的心理安慰
及时解答疑问,主动进行健康宣传	患者及家属的许多痛苦都是因为对疾病不了解引起的,主动进行健康宣传可以消除这些负面情绪,帮助患者及家属树立战胜疾病的信心。另外,在进行相关治疗及护理措施时,应主动介绍说明,打消患者家属的顾虑,争取他们的积极配合
护理人员要具有良好的医德和敬业爱岗的奉献精神	护理人员要在不断地学习中加强自身的素质修养,增强法律保护意识。在进行护患沟通中,要讲究语言的艺术性和技巧性,提高心理素质,增强应变与观察能力

(三)护理工作中的其他关系

1.医护关系

医护关系是指医生与护理人员在医疗过程中所形成的相互关系,这种关系是双向的,相辅相成的。

(1)医护双方对彼此角色的期待

①医生对护士的角色期待

护士在执行医嘱的过程中,若发现问题,应及时和医生商议,避免医疗差错的发生。护士还要做好患者及其家属的解释工作,保证医疗过程的顺利进行。

②护士对医生的角色期待

在治疗过程中，医生对患者要诊断明确、治疗得当，要主动配合同科室的护理工作。医生是患者进行治疗的实施者，所以医生应沉稳谦虚、善于思考。在患者面前，医生要尊重护士的工作，注意树立和维护护士的形象及威信。

（2）建立良好医护关系的原则

要建立良好的医护关系，应遵循以下原则（表6-4）。

表6-4　建立良好医护关系的原则

建立良好医护关系的原则	具体阐述
患者第一的原则	即把患者的身心健康和利益放在首位。如果在治疗过程中，医护双方发生争执，双方应坚持患者第一的原则，加强医护沟通，避免损害患者的利益，保障患者的生命安全和康复
尊重他人的原则	由于医护关系是双向的，所以双方间的尊重也是双向的。任何一方都不应轻视、贬低另一方。医护双方还应主动帮助对方在患者面前树立形象及威信

2. 护际关系

护际关系是指护士与护士之间的交往关系。护际关系是反映护士素质及护理工作状态的重要标志。护士处于医疗护理工作的第一线，护理质量和护理技术水平的提高，需要护士之间团结协作。

良好的护际关系包括以下几方面。

第一，每位护士对自身及他人应有正确的认识和评价。彼此之间应相互信任、尊重。

第二，所有护士都应具有团队精神，协同工作，分享经验，相互支持，应对困难。

二、护理工作中的沟通

（一）沟通的概念

沟通是人们的思想、感情、见解、价值观相互交流的一种途径，是建立人际关系的起点，也是改善和发展人际关系的重要手段。[①]

---

① 王燕.护理礼仪与人际沟通（2版）.北京：人民军医出版社，2015.

沟通具有以下四方面的含义。

第一,沟通的目的是传递信息。

第二,信息就是沟通的内容。

第三,信息发送方总是通过一定的途径使接收方了解信息。

第四,沟通的核心是信息接收者通过有效途径做出的反馈。

（二）沟通的要素

概括来说,沟通的要素主要包括以下几方面（表6-5 ）。

表 6-5　沟通的要素

沟通的要素	具体阐述
信息背景	信息背景是指沟通发生时的情景。 第一,沟通发生的场所是环境背景。 第二,沟通时双方的情绪态度是心理背景。 第三,沟通时双方所处的社会角色是社会背景。 第四,沟通双方的学历及所属的民族等是文化背景
信息发出者	是指拥有信息并试图进行沟通的人,他将自己的想法通过语言、文字、符号、表情和动作等形式表达出来。发信者是控制沟通主动权的人,也是沟通成败的关键人,沟通的过程通常由他们发动、沟通的对象和沟通目的通常也由他们决定
信息	是指信息发出者希望传递给信息接受者的思想、意见、情感、观点等,它们必须被转化为各种可以被别人觉察的符号,这些符号包括语言以及非语言
信息传递渠道	是指信息由一个人传递到另一个人所通过的渠道,在人际沟通中,五官感觉通道即通常指视觉、听觉、味觉、触觉、嗅觉等均可作为沟通渠道发挥媒介作用
信息接收者	是指信息传递的对象,也称"译码者",译码之后,信息才有意义,才能形成有效的沟通
反馈	反馈是检验沟通是否有效的主要环节,只有发出的信息与接收到的信息相一致,才能实现有效沟通。反馈回路是沟通过程的最后一环,有效、及时的反馈是沟通成败的关键

（三）沟通的影响因素

1. 个人因素

影响沟通的个人因素主要包括以下几方面（表6-6）。

表6-6　影响沟通的个人因素

影响沟通的个人因素	具体阐述
生理因素	年龄差距、性别差异,存在聋哑失语等语言障碍时,对沟通者的心理、情绪、思维等都会产生影响,从而不能开展有效沟通
情绪因素	任何一方在沟通时情绪处于不稳定状态,都有可能出现逻辑混乱、反馈不及时、非语言行为过多,对沟通效果产生不利影响
社会因素	不同民族、种族、文化、信仰、职业和社会阶层的人,由于世界观、人生观、价值观、生活习俗习惯的不同,处理问题的方式方法差别较大,对沟通的有效性将产生影响
知识和经验水平	在信息沟通中如果双方生活阅历、经验多寡和知识水平差距较大,会造成沟通障碍,使用的语言不同以及对事物的理解不同也会对沟通造成影响。在现实生活中,信息沟通的双方往往依据过去的经验理解和处理信息,常使彼此的差距拉大,形成沟通障碍

2. 环境因素

影响沟通的环境因素主要包括以下几方面（表6-7）。

表6-7　影响沟通的环境因素

影响沟通的环境因素	具体阐述
噪声	临街的车辆声、电话声、门窗撞击声以及与沟通无关的谈笑声等嘈杂的环境会影响沟通的有效进行
氛围	在医院肃穆的环境中进行护患沟通,病人身处冷色调的病室,面对身着白色工作服的护士,会产生受压抑的心理,从而影响护患间的沟通
交谈距离	在社会交往中,人们根据关系的远近有意识或无意识地保持一定距离,当个人的空间与领地受到限制或威胁时,人们会产生防御性反应,从而降低交流的有效性

（四）沟通的策略

概括来说,护理工作人员进行沟通的策略主要包括以下几方面(图6-6)。

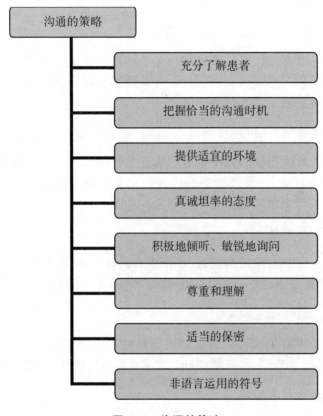

图 6-6　沟通的策略

1. 充分了解患者

护士应在以下几方面充分了解患者。

第一,患者的性格特点。

第二,患者所从事的职业和文化水平。

第三,患者的处境、心境或思想动向。

2. 把握恰当的沟通时机

第一,护士应细心观察,选择在患者精神状态良好、安全并产生沟通愿望的时候进行沟通。

第二，结束沟通时更要把握时机，在达成沟通目的后适时结束。

3. 提供适宜的环境

护士应尽力给患者提供适宜的环境，使患者在身体上及心理上感到舒适。

4. 真诚坦率的态度

护士应以真诚坦率的态度对待患者。在护患关系中，真诚并不意味着不加考虑地向患者或同事倾诉所有的情感和想法，而是自信而巧妙地向他人真诚地表达真实情感。

5. 积极地倾听、敏锐地询问

护士认真而积极的倾听是鼓励患者交谈的动力。关注患者，敏锐地询问患者的行动、声音或姿态所代表的意义是很重要的，护士借此可以更清楚地了解患者的状态。

6. 尊重和理解

护理人员在与患者沟通时，不论患者的社会地位高低、年龄大小、病情轻重、容貌美丑、关系亲疏、经济贫富等，都要一视同仁，平等待人。

7. 适当的保密

不可以将有关患者的重要的或隐私性的事情传播给与治疗和护理无关的人员。护理人员必须恪守对患者的承诺，对患者的隐私保密等。

8. 非语言符号的运用

非语言沟通在临床护理工作中具有十分重要的作用。护理工作的对象基本上都是患者，部分患者在某种情况下甚至不能用语言表达个人的愿望和感受，这就需要护士能充分了解和掌握非语言沟通的特点，能够更好地利用非语言沟通的交流形式，为患者提供合理有效的护理服务，提高护理质量，减少医疗纠纷。

第三节　护士人文修养

一、护士人文修养的基本内容

护士人文修养的基本内容包括以下几方面(图 6-7)。

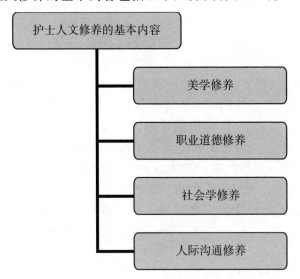

图 6-7　护士人文修养的基本内容

（一）美学修养

美使人纯净,让人高尚,用美的标准去创造,世界将更加美好;用美的法则去工作,人类会更加幸福。追求美体现人的最高价值目标,是生命的最高境界。

护理美学修养是护理人员修养的重要组成部分,是护理人员完善自身、造就理想人格、提高鉴赏美、创造美的水平和能力的一项重要内容,对培养融知识、技能和人文素养为一体的美好形象具有重要的意义。

（二）职业道德修养

护理的职业道德应比其他职业道德更应引起重视,因为护士的工作对象是患者,护理工作并不仅仅是单纯的技术,其中还需体现人性关怀、社会公正、公平的人道主义事业,如果不重视职业道德建设,不仅会造成医疗护理服务质量的下降,更会使护患关系紧张甚至激化,在社会群众中产生负面影响。护理人员的职业道德是应在深厚的人文土壤上培育出来的,要在学生的在校教学阶段就予以灌输。

患者处在病痛之中,比一般人更需要同情、关心和爱护,护士只有具备了真诚、善良的高尚品德,才能急患者所急,想患者所想,千方百计解除患者的病痛。护士修养的首要目的在于树立正确的人生观、价值观和审美观,在平凡的职业中不断提高自己的精神境界,创造真善美的内心世界。当前,在医疗卫生改革进一步深入和医学高技术空前发展的条件下,护理人员在实践中遇到了许多新的道德问题,学习和研究护理伦理学对培养和提高护理人员的职业道德尤其具有重要的意义。所以,加强护理人员的道德教育,提高她们的道德水平,对提高临床护理质量,加强医院和社会主义精神文明建设都具有重要的理论和实践意义。

（三）社会学修养

护理工作是社会庞大而复杂系统中的有机组成部分,护理工作的好坏取决于护理从业人员对社会的理解程度。护理社会学研究的内容涉及与护理有关的各种社会现象,扩大了护理学的视野,延伸了护理工作的范围,使护理的职能得到扩展,从而使护理学概念的内涵发生了很大的变化。因此,护士必须学会运用社会学理论来指导护理实践,运用社会学理论指导护理科研工作。

护士要想做好护理工作,既要学会护理学理论和技能,又要掌握社会学理论和社会分析方法,还必须将二者有机地整合在一起,形成完整的知识结构。只有这样,才能适应护理改革发展的需要。护士的社会学修养还应当包括社会分析和协调的技能。众所周知,社会医学模式包括生物、心理和社会三个层面,就是说疾病的构成包含了这三个因素。同样,疾病的治疗和护理也离不开这三个方面。护士必须有整体观,学会系统分析的方法,善于把握各种因素对人的影响。护理社会学研究人的社会性和社会化过程,揭示护理行为的社会意义。通过护理社会学的学习,能很好地认识护理岗位对护士职业的要求,将具有预防医学、公共卫生、社会医学、心理学、营养学、老年医学及食品卫生等方面的知识列入护士修养基本内容之中,从而不断提高护士的综合素质。

（四）人际沟通修养

人际沟通是一切人际关系赖以建立和发展的前提,是形成人际关系的根本。医学模式的转变,不仅要求护士具有扎实的基础理论知识和熟练的专业技能,更需要有与他人沟通的能力。人际沟通是护理过程中不可缺少的环节,在护理实践中,执行任何技术或步骤,沟通都是不可缺少的要素。没有沟通,护士就无法评估患者、照顾患者或评价护理效果;没有沟通,护理就不易达到护理目标。无论是倾听家属的抱怨,还是给予患者护理指导或健康教育以及进行护理活动,均离不开沟通。所以说人际沟通是建立良好护患关系的前提,是促进护患之间理解与支持的需要,也是进行治疗,健康教育的需要。

沟通能力培养的核心和焦点是护患沟通能力。护患关系是护士与患者及患者家属在一种特殊环境中形成的短暂性人际关系,是护理过程中涉及范围最广泛、影响因素最复杂的一种人际关系。良好的护患关系有助于提高护理效果,促进患者的早日康复。

因此,护士学习和研究人际沟通的方法,对建立良好的人际关系,注重培养人际沟通能力有着重要的现实意义。

二、人文修养在护理中的意义

（一）加强人文修养有利于提高护士的整体素质和服务水平

一名合格的护理人员不仅要知道如何护理患者的身体,还要知道如何护理病人的心灵,掌握一些与促进病人健康有关的人文和社会知识,具有良好的人文素养。大量事实表明,在保护患者健康的过程中,护理人员的知识和技能是重要的,但他们对生活和患者的态度、他们的专业精神和他们自己的个性不容忽视。这些因素将直接影响他们的技术水平、服务质量等。因此,加强护理人员人文素质的培养,优化护理人员的职业个性，提高护理人员的整体素质和服务水平，是非常重要和必要的。

（二）加强人文修养是现实的需要

1. 护理学人文底蕴不足，起步晚

在相当长的一段时间里，护理精于自然科学，但不精于人文科学，没有真正树立以人为中心的理念，导致护理的人文底蕴不足。

2. 护理人文素质教育存在缺陷

护理人文素质教育存在的缺陷主要表现在以下几方面。

第一，在教育内容上，重视基础医学知识，但不重视人文社会知识教育。德育、人文和社会科学在课程中所占比例很小。

第二，在教育水平上，起点较低。虽然高等教育已经陆续开展，但大多重视学历的提高，忽视了教育的内涵。

第三，在教育手段和方法上，重视教师的主导作用，忽视学生的主导地位，很少使用创新的教学方法。

目前，人们已认识到以人为本的服务、加强护士人文修养在护理中的意义深远，其功能并不亚于医疗技术和先进的设备。护士是一个普通的社会成员，担负着维护和促进人类健康的神圣使命，职业的崇高性决定了护士自身必须是一个人性丰满的"大写的人"，这种"大写的人"单靠学习病理、解剖、生化等专业知识是站不起来的，他们必须同时在人文学科中汲取营养，在文化滋养下长大成人。这样才能加深他们对人生、社会的认识，进而提升自己的人格，开阔自己的视野，培养自己的人文素质。

第七章　护理人才管理与培养

　　护理人才管理是指对护理人才的规划、选拔、培训、评估和使用进行规划、组织、监督、协调和控制的活动过程，它是护理人力资源管理的重要组成部分。护理人才培养的效果直接关系到护理事业的发展，加强护理人才的管理和培养是护理事业发展的现实需要。

第一节　护理人才的选拔与培养

一、护理人才概述

（一）护理人才的概念

护理人才是指具有系统的现代护理学知识，有较强的专业才能和业务专长，并能以其创造性劳动对护理事业做出一定贡献的护理专业人员。

（二）护理人才的类型

护理人才的类型主要包括以下几种（图 7-1 ）。

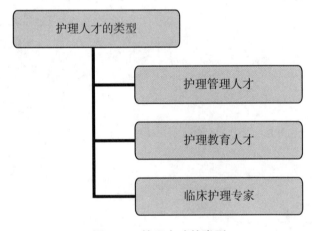

图 7-1　护理人才的类型

1. 护理管理人才

护理管理人才是指护理工作管理者，护理管理人才具有正式的职位及与其职位相应的权力，可担任组织管理和领导等工作。

2. 护理教育人才

护理教育是开发护理人才的方法和手段，其最终目标是为了保证护理事业的发展，不断培养出高素质的优秀护理专业人才。护理教育人才应系统地掌握护理理论知识与技能，掌握新理论、新知识、新技术、新方法；具有丰富的临床工作经验；熟悉教育基础理论和技能，并能创造性地运用于临床教学中。

3. 临床护理专家

临床护理专家是指在某专业领域具有非凡而超出一般的知识和才能，受到人民的认可，可以解决临床实际问题并完成难度较高的专职工作的护理人才。临床护理专家是具有学士学位和硕士学位的专科护士。

（三）护理人才成长的特点

护理人才成长包括了群体性、晚熟性和实践性三个特点（图7-2）。

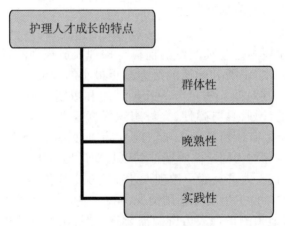

图7-2　护理人才成长的特点

1. 群体性

任何一个学科要有突破性的发展，都离不开相关学科的支持和协作，护理工作也具有群体性的显著特点，护理质量高低与群体的整体素质有密切关系。一个人的成长，离不开群体的环境，离不开群体的支持和帮助。

2. 晚熟性

一个护理人员在掌握了基础理论、临床医学和护理学之外,还要经过较长时间的临床实践,在实践中用理论指导工作,在工作中总结经验,并将经验上升到理论,反复循环最后逐步取得比较丰富的经验才能算较为成熟。正是因为护理人员具有此表现,因此管理者要为护理人员创造条件,注意培养,不能急于求成。

3. 实践性

护理学是一门实践性很强的应用性学科,它可以加深对理论知识的理解和掌握,将学到的理论知识转化为解决实际问题的能力。一名刚从高校毕业的护理人员,基本理论知识很好,但实际工作能力很弱。理论知识和实际工作技能之间有很大的距离。只有在实践中不断学习、提炼、提高,才能逐步成为合格的护理人才。没有护理实践,护士将失去成才的条件。

（四）护理人才的规划程序

护理人才规划是合理配置的前提。护理人员规划的目的在于最有效地利用资源,将浪费和无谓的努力减至最小的程度,从而获得最大的绩效。规划依其时间长短可分为长期计划和短期计划:长期计划通常指 5 年以上的计划,具有弹性,允许组织根据规划的目的与手段视环境改变而调整;短期计划是指 1 年以内的计划,此种计划不具有弹性,其内容、策略、目标均为固定。短期计划以长期计划为指针,必须与长期计划的目标相结合,力求全面。护理人才在宏观上应依据医疗卫生事业的总体规划和本单位卫生服务利用情况,结合疾病谱发生改变及人们健康的需求,科学地预测护理人力资源需要量,制订出适宜的护理人才发展的规划。

人才规划涉及若干方案中选择未来行动的途径。其程序包括分析、设立目标、预测、评估、选择、制订计划、实施计划、评价与窥视(图 7-3)。

1. 分析

分析是指收集各方面资料,并根据可靠资料分析组织人才整体情况。医院护理人才的情况包括年龄、学历、职称及德能、勤绩等方面的信息,根据护理人才存量与护理人才实际需要相结合,制订人才规划的长期、短期目标。

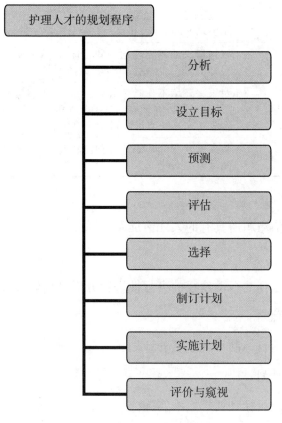

图 7-3　护理人才的规划程序

2. 设立目标

依据护理临床服务、行政、教学与研究四项工作设立目标,使护理专门人才在数量、质量上与医院护理事业的发展相适应。集医、教研为一体的功能综合医院,其人才规划应以长期计划为主,短期计划为辅。

3. 预测

预测是对人才未来前景的预先估量。基本方法包括以下几种(表7-1)。

表 7-1　预测的基本方法

预测的基本方法	具体阐述
直观性预测	主要靠人的经验、知识和综合分析能力进行预测
规范性预测	根据组织的需要和预想的目标,作为限制条件来估测实现目标所需人才的培养时间、途径和方法
探索性预测	对未来环境不作具体规定,假定未来仍按照过去的趋势发展,从而可以在现有的基础上探索未来发展的可能性,再根据组织未来的前景计划人才的类型及需要量
反馈性预测	将探索性预测与规范性预测相互补充,使它们处在一个不断反馈的系统

4. 评估

评估目前组织所具有的人才潜能及资源。

5. 选择

对可供选择的行动途径的可行性进行分析,以确定最佳的途径。

6. 制订计划

依据预期目标制订人才培养计划。

7. 实施计划

按计划的目标和要求组织实施。

8. 评价与窥视

计划在实施的过程中,应进行评价与窥视,并贯穿于整个实施过程,以帮助确认规划的成效能否达到预期的目标。

（五）护理人才素质测评

人才素质测评是指对被测评者按预先设定的要素进行情景模拟训练、行为客观分析和观察以及必要的心理测验后做出综合分析结果的全过程。

护理人才素质测评是护理人力资源开发与管理中的一个环节,它具有重要的意义,概括来说主要包括以下几方面（图 7-4）。

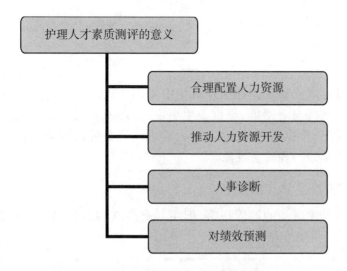

图 7-4　护理人才素质测评的意义

1. 合理配置人力资源

传统的人力资源配置主要依靠经验分析与主观判断,结果时常存在个人特点和职务要求不符的现象,甚至发生对立和矛盾,造成人力资源的闲置、浪费和人才的埋没。护理人才素质测评可以测查人的素质状况和个人特点,了解职务的基本要求,实现人才资源的合理配置。

2. 推动人力资源开发

护理人才素质测评能明确个人的优缺点,使人才个体扬长避短,进行不断的自我激励。组织也可以根据个人的素质信息确定培养方向,深入挖掘人才潜能,推动人才成长与开发。

3. 人事诊断

护理人才素质测评可以收集各种素质特征信息,全面认识人才个体素质的形成、结构及其优劣水平,因此能及时发现人力资源开发与管理中存在的问题及其成因,从整体上进行人事诊断。

4. 对绩效预测

护理人才素质测评能揭示人才个体素质表征行为特点及其发展趋向,因此在人才测评的基础上可以对被测评者的工作绩效进行某种预测。

（六）护理人才的流动

护理人才流动是指在医疗机构中工作的护理人才为实现自身价值最大化地发挥自身潜能，根据卫生事业、护理专业发展和护理人才市场的需求状况，根据自身的条件，对行业内或行业外的职业和岗位进行选择和再选择的一种社会现象。

1. 护理人才流动的原因

护理人才流动的原因很多，但主要有主观和客观两个大的方面（图7-5）。

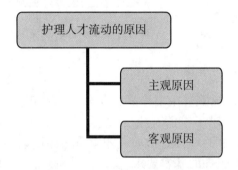

图 7-5　护理人才流动的原因

（1）主观原因

影响护理人才流动的主观原因主要包括以下几方面（表7-2）。

表 7-2　影响护理人才流动的主观原因

影响护理人才流动的主观原因	具体阐述
薪酬待遇	薪酬待遇的高低是影响人才择业的重要因素，对护理人才流动的影响十分明显
工作的稳定性	工作时间、内容、环境等因素都决定着护理人才工作的稳定性，都会影响人才的流动
用人制度	以人为本，从不同的角度去培养人才，挖掘人才的潜能是医院人才流动的一个良性循环状态；反之，不科学的用人制度将使人才流失
培训机会	在知识经济时代，人们把医院是否有良好的培训制度和定期有效的培训看得很重，都希望在组织的培养下成为有贡献的员工

续表

影响护理人才流动的主观原因	具体阐述
晋升机会	如果医院尊重护士，尊重知识，尊重人才，有一整套合理的人才选拔、晋升机制，给予人才展示才华的机会，那么这种环境对人才流动将产生重要的影响
团结和谐的工作制度	护理队伍是一个特殊的群体，只有在团结和谐的环境中才能提高团队的凝聚力，并对人才流动产生十分重要的影响作用

（2）客观原因

影响护理人才流动的客观原因主要包括以下几方面（表7-3）。

表7-3　影响护理人才流动的客观原因

影响护理人才流动的客观原因	具体阐述
社会经济的迅速发展	随着社会经济迅速发展，人民群众的生活走向富裕，健康的意识逐步增强，对医院保健需求也逐年提高，在客观上要求大力发展卫生事业，这也必然加速了护理人才的流动
医疗护理市场开放	医院的用人制度、管理理念和高收入、高福利对我国医院现有的护理人才必然产生重大的影响

2. 护理人才流动的意义

护理人才流动具有重要的意义，概括来说主要包括以下几方面（图7-6）。

（1）护理人才流动是医院人事制度改革的重要内容

坚持"公开、公平、公正、竞争、择优"的原则，鼓励人才引进、交流，整合各种先进的管理理念、技术和方法，努力营造尊重知识、尊重人才的氛围。

（2）护理人才流动是合理使用和充分发挥护理人才作用的重要条件

通过护理人才流动，可以使人才找到适合自己专长和特长的最佳岗位，有利于调动护理人才的积极性和创造性，充分发挥自己的潜能和实现自身的价值。

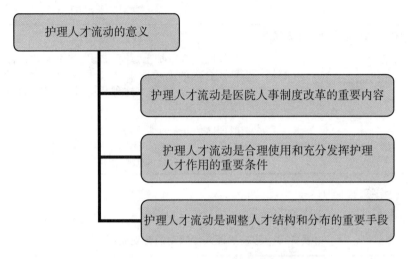

图 7-6　护理人才流动的意义

（3）护理人才流动是调整人才结构和分布的重要手段

在我国大多数医院里，护理人才在数量上是不足的。要满足卫生事业的需要，最有效的方法是让人才流动起来，让护理人才互相交流，取长补短，逐步消除不合格的人才结构和人才分布。

3. 护理人才流动的管理

（1）护理人才流动管理的环节

护理人才流动管理包括人才流入管理、人才流出管理和人才内部流动管理三个环节（图 7-7）。

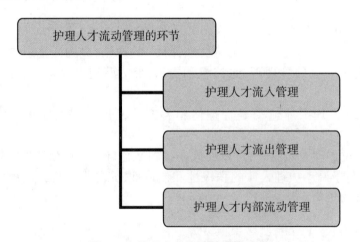

图 7-7　护理人才流动管理的环节

①护理人才流入管理

护理人才流入管理是指在护理人才流动过程中,对人才空缺职位进行及时有效的补充。护理人才补充形式多为动编调动和非动编调动的借调、兼职被聘、从国外聘请客座教授等。

②护理人才流出管理

护理人才流动率过高,会在很大程度上增加医院成本,同时对护理人员的工作、教学、科研以及人员的士气都具有很大的隐形损失。因此,护理管理人员对护理人才流动要有正确的认识,并给予正确的引导。不论是哪一种形式的流出,在流出前组织要与流出的人员进行谈话,通过离职面谈,既可融洽双方关系,挽留人才,也有利于改善医院今后的管理。

③护理人才内部流动管理

护理人才内部流动主要有以下几种方式(表 7-4)。

表 7-4 护理人才内部流动的形式

护理人才内部流动的形式	具体阐述
职务晋升	职务晋升是指将人才从原有职位提升到更高的职位上,这一流动方式可以调动护理人才的工作积极性,增加人才的稳定性
岗位轮换	岗位轮换是指人才按规定从某一个工作岗位任职期满后调整到另一个工作岗位
平级调动	平级调动是指人才在同一个级别的职位之间的调动。平级调动有激励作用,可以丰富个人工作内容、知识、技术,同时也可以挖掘个人的潜能,获得更大的满足感

(2)稳定护理人才的有效办法

稳定护理人才的有效办法主要包括以下几种(图 7-8)。

①树立管理新观念

在人才管理过程中,管理者要想方设法培养员工的主人翁意识,并根据不同环境、不同岗位、不同对象采取不同的方法,切忌一刀切。

②更新人事管理观念

传统的人事管理忽视对人才的培养和开发,把人才视为组织固有的财产,压制人才流动,导致内部人才配置和人才使用不合理。

③营造良好的护理文化氛围

良好的文化氛围,对加强团队的凝聚力和向心力,培养护理人员积极向上的工作作风,促进护理事业整体发展,留住优秀护理人才具有重要作用。

④建立合理的分配制度

留住人才要打破传统的分配制度，建立合理的分配体制，充分发挥工资激励制度的作用。

⑤建立职业化的干部管理队伍

鉴于人才流失和竞争的严峻形势，医院管理者必须建立职业化的干部管理队伍，将医院人才队伍建设指标作为考核管理干部的重要内容，培养管理干部的爱才之心、识才之眼、容才之量，使人才队伍建设步入健康发展的轨道。

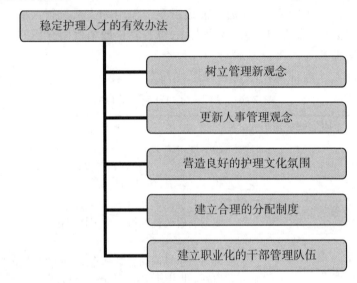

图 7-8　稳定护理人才的有效办法

二、护理人才的识别

识才是加强护理人才建设和管理的重要环节，也是领导的基本功。一般来说，识才大体可以从横向和纵向两个方面去考察、评定。横向是指本专业之外的有关学识及个人的素质思想道德修养、体质和年龄；纵向是指专业人员在本专业范围内的专业知识、学识和智能，以及运用这些知识的能力。对于各类不同专业，人才的纵向识别比较容易，而人才的横向特征方面就得让管理者特别地注意研究和识别。识才的根本方法是实践，以人才标准为依据，在实践中检验人才。识才应注意以下几方面（表 7-5）。

表 7-5　护理人才识别的注意事项

护理人才识别的注意事项	具体阐述
必须坚持用全面的、历史的、发展的眼光看待人才的观点	人才不可能在德、识、才、学、体每一个方面都完美，管理者要抓住人才的主要方面，正确地对待人才的缺点和不足，在培养和使用阶段帮助其克服和改进
对识别对象的特征、学识、论文、工作成果进行综合研究，取长舍短	在识才过程中要从护理学发展的实际出发，正确地对待学历与自学成才的关系。学历是职场中个人成才的一个重要条件，但学历本身不是才能。护理人员在工作实践中不断地努力学习可以达到相应的学历水平，这种相应的学历水平也会成为成才的条件。管理者应当为自身成才创造条件，鼓励有真才实学的人脱颖而出，不能论资排辈，要允许年轻人超过自己，同时要帮助年轻人快速成才
以人才是标准为依据，在实践中去检验人才	识才最好的办法是将拟用的人才置于实践中去考察，尤其是困难和关键时刻，在实践中才能考核出人的真才实学，最后才能得出符合实际的结论

三、护理人才的选拔

（一）护理人才选拔的要素

护理人才选拔的要素主要包括以下几方面（图 7-9）。

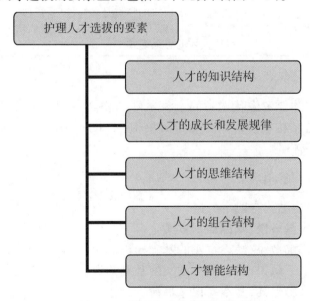

图 7-9　护理人才选拔的要素

1. 人才的知识结构

人才知识结构有通才和专才之分。护理管理者应为"T"字形的通才，既有较广的知识面又有较深的专业造诣。

2. 人才的成长和发展规律

人才发展过程存在着鼎盛、衰弱等不同的阶段，根据不同的阶段进行有计划地培养使用，是人才选拔最基本的要求。人才的选拔必须顺应社会的发展趋势，做到社会需要、组织安排、个人特长与兴趣三者协调一致，才能最大限度地发挥其才能。

3. 人才的思维结构

人的思维可分为直线型思维、平面型思维与主体型思维三种模式（表7-6）。对护理人才的选拔必须根据不同的思维模式进行有机组合。

表7-6 人的思维模式类型

人的思维模式类型	具体阐述
直线型思维模式	直线型思维模式的特点是继承性强、富于理性、闭合、单一化，接近护理技术人才的思维模式
平面型思维模式	平面型思维模式特点是横向发展、知识面宽、思维开阔、随意化、可塑性强，护理管理人才的思维模式类似这种
主体型思维模式	主体型思维模式的特点是多样性、系统性、整体性，想象力丰富、综合能力强，有百折不挠的进取精神，多为护理科研人才的思维模式

4. 人才的组合结构

选拔人才要考虑备选者的个人条件，同时要考虑人才的组合结构。合理的组合结构应考虑人才的年龄结构、水平的层次等，以利于组成一个有机的整体。

5. 人才智能结构

人才智能结构有四个类型。
第一，头脑敏锐，基础知识宽实。
第二，头脑敏锐，缺乏宽实的基础知识。
第三，缺乏敏锐头脑，但有宽实的基础知识。
第四，头脑迟钝，基本知识又单薄。

选拔人才应按组织的职能,尽量优化人才的智能结构。

（二）护理人才选拔的原则

选拔人才是护理人力资源开发的一个关键环节,必须遵循以下原则（图 7-10）。

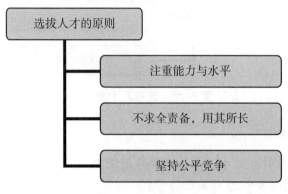

图 7-10　选拔人才的原则

1. 注重能力与水平

选拔人才必须注意调查研究,注重实际工作能力与水平,防止论资排辈。

2. 不求全责备,用其所长

选拔人才时注意发现其特长,避免人才的浪费。

3. 坚持公平竞争

在公平竞争的环境中才能选出具有真才实学的人才。

（三）选拔人才的方法

选拔人才的方法很多,常用的有以下几种（图 7-11）。

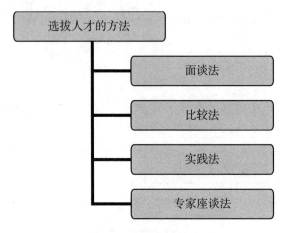

图 7-11　选拔人才的方法

1. 面谈法

面谈多为引进人才。面谈者应是组织决策或各类专家，必须了解组织的目标，同时要熟悉有关技巧等。

2. 比较法

对被选人与职务进行比较，被选人之间相互比较，对相同点找出特异点，特别是潜在人才，要从德、才、学、识、体上进行比较。

3. 实践法

给被选人一个岗位，让他短期负责工作或跟班工作，进行实地考察，以试其能。

4. 专家座谈法

专家座谈法有两种方式，一种是拜访收集意见，另一种是邀请有关专家开座谈会。通过听取各方面的意见，然后进行综合分析，最后得出准确的结论。

四、护理人才的培养

（一）护理人才培养的原则

护理人才培养的原则主要包括以下几个方面（图 7-12）。

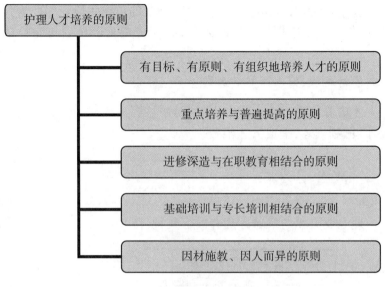

图 7-12　护理人才培养的原则

1.有目标、有原则、有组织地培养人才的原则

人才培养是人才管理的重要内容,护理管理者应将人才培养列入发展护理事业的战略位置,根据护理人才的需求量、素质要求、群体结构进行规划,并制订有效的培养计划,使人才培养有序健康的发展。

2.重点培养与普遍提高的原则

人才培养要注重提高护理人员的整体素质,储备充足的后备人才,为选拔优秀人才打下坚实的基础。护理人才除具有扎实的专业知识和技能以外,还要有较强的组织管理、决策协调创造等能力,因此在普遍培养的基础上,还要重点加强培养。

3.进修深造与在职教育相结合的原则

为了达到多出人才、快出人才之目的,在抓好在职教育的同时,对重点人才可选送到高校或出国进修深造,这是培养高级护理人才的有效办法。

4.基础培训与专长培训相结合的原则

当代护理科学的分科越来越细,专业越来越精,要求护理人才所掌握的知识既博且专。博是专的基础,以博促长,而后促创新。所谓专长培训是指培训专门的才能,专长是解决难题的重要手段。因此为打造既有扎实的基础又有业务专长的人才,必须坚持基础培训与专长培训相结合。

5. 因材施教、因人而异的原则

人才培养必须以个人需求为基础,坚持因人而异、有的放矢,避免忽视人才、压制人才,造成人才浪费。

（二）护理人才培养的方法

护理专业人才的培养方法有以下几种（图 7-13 ）。

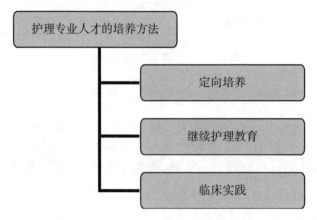

图 7-13　护理专业人才的培养方法

1. 定向培养

定向培养是指对人才的专门培训。方法是根据医院护理建设的需要,选拔一些有前途的优秀护理人员到高校或国外学习,提高基本理论知识的管理能力、教学能力、科研能力和专业临床技能,这是培养高级护理人才的主要渠道。

2. 继续护理教育

继续护理教育是培养护理人才的基本方法。培养护理人才除了重视知识的广度和深度,还应注意知识的更新。护理人才的专业工作能力和业务水平的高低,都取决于知识的更新程度。现代护理科学技术发展迅速,新知识、新理论、新技术层出不穷,必须不断地学习。继续护理教育的途径主要有以下几种(图 7-14)。

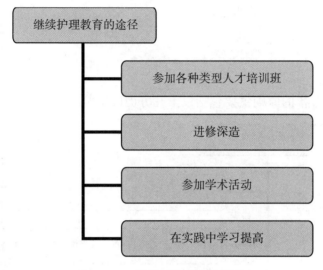

图 7-14　继续护理教育的途径

3. 临床实践

实践是专业技术人才培养的主要方法。护理学是一门实践性很强的学科,需要与患者直接接触,既是脑力劳动,又是体力劳动,只有通过实践才能学会各类实际操作的方法和解决复杂问题的能力。护理人才的培养一定要打好基础,良好的基础有利于人才的不断提高和发展。

第二节　护理人才的考核与使用

一、护理人才的考核

(一)护理人才考核的目的

护理人才考核的主要目的包括以下几方面。

第一,给人才资料库提供人才资料。

第二,激励人才,提高贡献力度。

第三,管理者对人才的甄选、使用、提拔和奖惩。

第四,人才自我成长与工作表现的认知。

第五,管理者拟订人才培养的目标与计划。

第六,建立人才管理标准。

(二)护理人才考核的原则

人才考核的原则主要包括以下几方面(图7-15)。

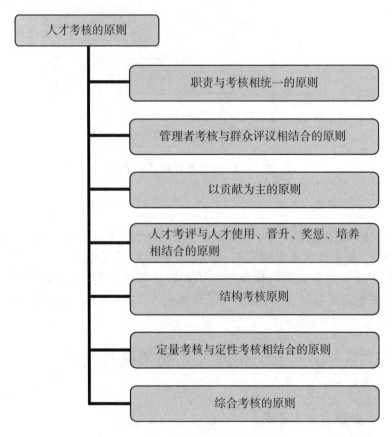

图7-15　人才考核的原则

1.职责与考核相统一的原则

对于不同职责工作,不同层次的人员应有不同的考核内容和特点。

2. 管理者考核与群众评议相结合的原则

人才的考核必须听取群众方方面面的意见,走群众路线,避免主观性和片面性。

3. 以贡献为主的原则

贡献也是人才考核的客观指标,而且通常是品德、能力、态度的综合,但是管理者应正确看待成绩和贡献,有些探索性的劳动,在某一阶段可能会有突出成果,但也可能不出成绩甚至失效,但只要他们的劳动对今后的工作有推动作用,也算一种成绩。

4. 人才考评与人才使用、晋升、奖惩、培养相结合的原则

改善人才管理,促进人才不断成长是人才考评的重要目的之一。因此,必须把考核与人才的使用、晋升、报酬、培养紧密结合起来,在考核的基础上,量才使用。

5. 结构考核原则

人才考核的内容以人才结构为依据,通常以岗位为基础,进行德、能、勤、绩的全面考核。

德:政治思想品德和职业道德。

能:创新能力、科研能力、组织管理能力、表达能力、解决实际问题能力等。

勤:工作态度,事业心,组织纪律性。

绩:工作成绩、成果和贡献。

6. 定量考核与定性考核相结合的原则

定量化考核是人才考核工作的一大进步。定量化考核从印象、评语中解脱出来,用数据说话,能够做到准确地评价人才,能够客观地反映人才在工作中的实际情况,同时也给人才使用明确了标准,大大减少了以管理者个人主观意志为标准的旧观念。

7. 综合考核的原则

人才考核的方法很多,各有其应用优点,任何一种方法都很难对人才做出十分确切的评价,因此往往需要采取综合的方法进行考核。

（三）护理人才考核的方法

考核应根据不同的考核对象和要求，判定规范的考核标准，以此作为考核的评价依据。考核的方法很多，常用的考核方法有以下几种（表7-7）。

表7-7　护理人才考核的方法

护理人才考核的方法	具体阐述
判断考核法	由考核个人或小组根据考核内容的四个方面进行判断、评定被考对象的一种方法。此方法简单易实施，但容易受个人主观因素的影响
测试考核法	以答辩、卷面及计算机三种测试方式为主。计算机是一种科学的考试方法，能准确、全面地测试出人才的实际水平和能力
标准考核法	根据人才类型标准衡量人才的优劣。这个方法比较明确、具体，容易掌握
综合评价考核法	即采取上述三种考核方法综合运用。其优点是能对被考核者的实际能力及绩效进行系统、全面、准确的评价

（四）护理人才考核的评价

准确客观地评价护理人才是使用护理人才的基础，以下是几种常用的评价方法（表7-8）。

表7-8　护理人才考核的评价方法

护理人才考核的评价方法	具体阐述
目标管理	目标管理即评价者与被评价者共同制定行为目标和行为标准，隔一段时间后，双方彼此讨论其成效，再设计下一个目标与标准。此方法是目前最常用的，也是最有效的方法之一，它能较客观地评价绩效的得与失，同时，被考核者加入评价自己的行列可以激励自我认识与成长
图表评分法	图表评分法是将考核对象的绩效设计出不同的分数，评价者针对被考核人的绩效选择出等级点
评语法	此方法是评价者写下考核对象某段时间的能力、成绩及行为表现的评语。由于没有特定方向和指标，容易忽视其主要行为和客观性

续表

护理人才考核的评价方法	具体阐述
绩效核对表	绩效核对表即将各类护士人才应具备的相关条件给予一定的分值,评价者依据被考核者的绩效,在评价栏上打记号,再根据模糊数学原理计算出成绩。此法能较全面地反映出被考核者的整体情况,是一个较为客观而且可改度较高的评价方法

二、护理人才的使用

(一)护理人才使用的原则

人才的使用是整个人才管理工作的中心环节,能否用好人才,是衡量人才管理水平高低的依据。合理使用人才应遵循以下原则(图7-16)。

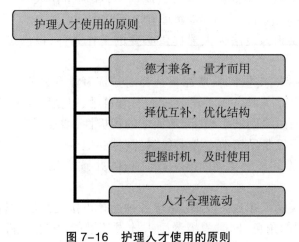

图 7-16　护理人才使用的原则

1. 德才兼备,量才而用

使用人才时,应根据其能力,合理确定工作性质、岗位和职务,如科研人才不能安排到管理岗位上,避免人才所学非用,造成人才浪费及工作损失。

2. 择优互补,优化结构

择优就是优才优用,将优秀人才放到更高层次使用,调动优秀人才的积极性；互补就是通过人才群体弥补个体才能的不足，在互补原则下应注意人才的组合方式，力求人才结构的最大优化。

3. 把握时机，及时使用

根据人才发展规律，在人的才能最活跃阶段及时使用，不要等到人才的总结阶段才使用。

4. 人才合理流动

人才合理流动是社会发展过程中常见的现象，在动态中才能获得最佳的人才结构。相对合理的人才流动，有上有下，有进有出，才能充分发挥人才的作用。人才流动可以避免人才浪费，促进人才竞争。

（二）留住护理人才的措施

目前人才竞争激烈，护理人员流动大，如何留住人才已成为管理者的重要任务。要留住人才，应处理好以下几个问题。

第一，要想方设法为人才提供必要的工作条件，以满足人才自我实现的需要。

第二，在人才选择时，应尽量选择对护理事业有兴趣者，能视护理为终身职业，并培养具备南丁格尔式的燃烧自己、照亮别人的精神的人。

第三，通过激励的手段，调动人才的积极性，增强凝聚力。

第四，积极帮助塑造专业形象，提高社会地位。

第五，及时了解人才生活上的困难，并致力给予改善，解除后顾之忧。

第六，鼓励人才自我发展，通过各种途径再接受高层次教育，走向护理高级职称的角色，同时积极激励人才发挥潜能，勇于创新，著书立说，使其乐于为护理事业的发展做出贡献。

第三节　护理学专业人才培养模式的构建

一、本科护理学教育人才培养目标的发展阶段

在不同的历史阶段,本科护理学专业人才培养目标定位不尽相同,总体可分为三个阶段(图 7–17)。

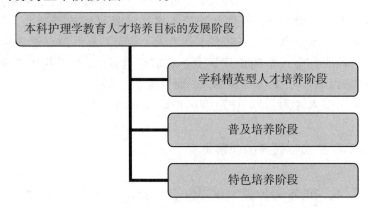

图 7–17　本科护理学教育人才培养目标的发展阶段

(一)学科精英型人才培养阶段

1983—1996 年为学科精英型人才培养阶段。20 世纪 80 年代初,我国高等护理学教育刚刚恢复本科招生,当时社会急需本科护理师资进入各护理院校,同时需要具有护理管理及科研能力的临床护理人才进入各医院的管理岗位。当时的护理学专业本科教育的人才培养目标除要求学生具有扎实的专业理论基础、良好的专业知识、专业能力及素质外,还要求学生具有护理教学、护理管理、临床护理等方面的能力,目的是为学生以后作为师资、管理人员或科研人员做准备。

(二)普及培养阶段

1997—2006 年为普及培养阶段。随着护理院校的大量增加、高校

的扩大招生，以及社会对高层次临床护理人才需求大大增加，本科护理学教育成为一种护理学通科性培养教育。同时，由于各护理院校教育岗位的充实。对护理师资的要求愈加高，需要护理学专业研究生学历以上的人员承担。自此，我国本科护理学教育转为以培养从事临床护理和护理管理的具有学士学位的护理人才为主要目标。

（三）特色培养阶段

2006年至今为特色培养阶段。随着护理学学科的发展及完善、护理学教育的规范化管理，各护理院校在以往培养目标的基础上，又根据学校的定位及特点修订了各校的培养目标，形成了本科护理学教育的各自特点。各研究型大学的护理学专业更加注重科研、管理及社区护理能力的培养，以利于学生进一步深造；而其他教学型及教学研究型院校则以培养实用型人才为目标，注重临床护理能力的培养。

二、本科护理学教育的课程设置

目前，我国的本科护理学教育包括四年制、五年制、"专升本"、自学考试等不同类型（图7-18）。为了达到各护理院校具体的培养目标，不同护理院校本科专业课程设置有一定的差异及特色。

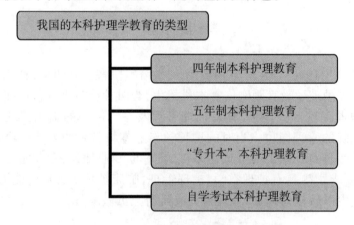

图7-18 我国的本科护理学教育的类型

（一）四年制本科护理学教育课程设置

四年制本科护理学教育招生对象为通过全国高考招生的高中毕业生，学制为4年。综合各校的课程结构，一般第一学年主要为公共及人文基础课程，第二学年主要为专业基础课程，第三学年为专业课，第四学年为临床实践。临床实践主要包括护理基本技能操作、见习、临床护理实习、社区护理实习、社会实践等。另外，各高等护理院校为了培养学生的人文素养，还采用"第二课堂"、社会实践、学生社团、校园文化活动等隐形课程形式对学生进行熏陶，促使学生形成良好的个人修养和职业道德，培养其诚实守信、无私奉献的精神。

（二）五年制本科护理学教育课程设置

五年制本科护理学教育招生对象是通过全国高考招生的高中毕业生，学制为5年。在护理学专业学生合格地完成各门课程及毕业实习后授予医学学士学位。

五年制本科护理学教育的课程设置，主要是在临床医学课程的基础上进行修订而成的，因此主要为学科型课程设置。该课程设置主要由公共基础课、医学基础课及护理学专业课三个部分组成。各部分的课程名称与四年制的课程基本相同。部分院校为了能够让护理学专业学生早期接触专业课及临床课，将部分护理学专业相关课程，如护理学导论提前授课。

（三）"专升本"本科护理学教育课程设置

"专升本"本科护理学教育招生对象应具有大专学历，并有一定临床护理实践经验的在职护士。学生通过两年或三年的正规学习，提高基础理论和护理学专业理论水平而获得本科学历。"专升本"本科护理学教育的课程内容包括以下三个部分。

第一部分是公共基础和人文课程，有政治、体育、管理学、心理学、社会学等课程。

第二部分是医学基础课程，有生理学、病理学、免疫学、药理学等课程。

第三部分是专业课程,有护理理论、内外科护理学、急救护理学等课程。

有的护理院校为了克服课程内容重复、守旧而导致学生学习兴趣不足的现象。同时也为了能使学生在较短时间内达到预期学习的效果,增设了专科护理学教育专题讲座选修课。这样使护理学专业学生在掌握护理基础知识和技术操作的同时,能够了解先进的新医学、护理知识与技术,以及新的护理服务理念,从而更好地更新知识、开阔视野、拓展思维,为今后的工作奠定更坚实的基础。

（四）自学考试本科护理学教育课程设置

自学考试本科护理学教育是护理学专业学生通过自学或社会助学的形式进行学习并通过国家以学历认定为主的考试,获得本科护理学学历的高等教育形式。护理学专业自学考试的科目及题目由国家统一规定 。本科护理学自学考试的科目包括四门公共基础课、两门专业基础课及八门专业课,另外还包括临床实习及毕业论文。

公共基础课包括：毛泽东思想概论,马克思主义政治经济学原理、英语、计算机应用基础。

专业基础课包括：预防医学、护理学导论。

专业课包括：急救护理学；护理学研究；内科护理学；外科护理学；精神疾病护理学；社区护理学、老年护理学、康复护理学（三门课程中选考一门）；妇产科护理学、儿科护理学（两门课程中选考一门）；护理管理学、护理教育导论（两门课程中选考一门）。

三、本科护理学教育教学方法

在本科护理学教学中,各院校除了应用常用的讲授法、示教法、讨论法等教学方法之外,还会根据各院校自身特点及课程特征对一些新的教学方法进行了尝试及探索。其中较有特色的教学方法包括以下四种(图7-19)。

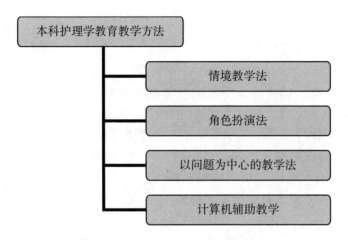

图 7-19　本科护理学教育教学方法

（一）情境教学法

情境教学法常常用于护理学专业课程的教学中，以模拟真实情境，培养护理学专业学生的综合技能。

（二）角色扮演法

在护理学专业基础课及专业课的教学中，各院校也常常采用角色扮演的方法进行教学，通过角色扮演，提高护理学专业学生学习兴趣，有效掌握学习的内容，更重要的是护理学专业学生可以亲自体会到患者的感受，从而在今后的工作中能够做到急患者所急，想患者所想。

（三）以问题为中心的教学法

各院校在基础课程学习过程中，增加案例讨论，通过已有的知识对临床案例进行分析，使护理学专业学生在早期就能够接触临床病例，加深对所学知识的理解及掌握。这种教学方法锻炼了护理学专业学生临床思维能力和解决临床实际问题的能力。

（四）计算机辅助教学

由于计算机辅助教学增加了教学情境的生动性、直观性，同时也促进了护理学专业学生的自主学习，因此各院校在通识课程、专业基础课程及专业课程的教学中都积极采用了计算机辅助教学，建立课程教学网络，用计算机模拟临床情境，以增强护理学专业学生的感性认识。

四、本科护理学教育的临床教学

本科护理学教育的临床教学包括临床见习以及临床实习（图7-20），以确保学生获得足够的护理实践技能。

（一）临床见习

为了使护理学专业学生能够更加贴近临床，增加对临床的感性认识，使理论知识与实践更好地结合，各院校在护理学专业课程学习过程中都开设了临床护理课程的见习课，与相应专业课程同步进行。在临床见习课的安排中多采用3~8人1组的小组教学方式。护理学专业学生按照见习大纲的要求。根据临床科室特点，在临床中直接与患者接触，采集病史并进行护理体检。在采集资料后的讨论过程中，多采用病例汇报、提问、答疑及讨论的互动式教学方法进行。

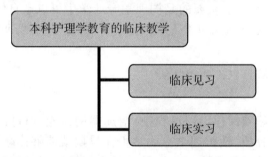

图7-20　本科护理学教育的临床教学

（二）临床实习

临床实习是护理学专业学生理论知识与临床实践相结合的重要阶段，是护理学专业学生迈向社会的第一步。

1. 临床实习目标

通过临床实习，护理学专业学生将所学的基础理论、基础知识与基础技能应用于临床实践，通过临床实践巩固和提高理论知识，熟悉与掌握护理技能，培养和提高护理学专业学生的护理实践能力等，同时培养护理学专业学生良好的职业道德和基本职业素质，具体要求包括以下几方面。

（1）具有强健的体魄，良好的心理素质和卫生习惯。

（2）热爱护理事业，具有良好的职业道德和专业素质。

（3）具有较强的逻辑思维能力和独立分析、解决问题的能力。

（4）能够有效地与他人进行沟通并建立良好的人际关系。

（5）能够运用护理程序展开工作，收集服务对象的健康资料。

（6）分析和诊断护理问题，并制定护理措施，为护理服务对象实施整体护理。

（7）了解内科、外科、妇产科、儿科等的常见病、多发病的诊治方法。

（8）掌握收集资料和文献检索基本方法，能够参与护理科研工作。

（9）了解护理学专业的新进展，为专业发展打下基础。

（10）具有初步的护理管理能力和质量评价意识。

（11）具备初步的护理教学能力。

（12）能够初步运用预防保健知识，按照人的基本需要及健康需要向个体、家庭及社区提供健康指导。

（13）能够对急危重患者进行初步应急处理和配合抢救，至毕业时能够独立工作。

2. 临床实习安排方式

目前护理临床实习的安排包括集中安排以及分散与集中相结合安排两种方式（图7-21）。

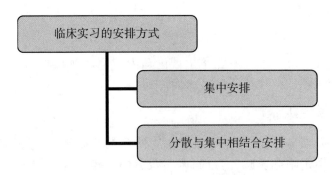

图 7-21   临床实习的安排方式

（1）集中安排

多数院校将护理学专业学生的毕业临床实习安排在最后一学年进行，也有院校安排在倒数第二、第三学期。实习内容主要包括以下几方面（表 7-9）。

表 7-9   临床实习集中安排的内容

临床实习集中安排的内容	具体阐述
社区护理实习	各院校本科护理学专业学生进行社区护理实习的时间一般是 1—2 周。社区服务点涵盖包括生活小区、工厂、学校、老人院等不同区域。各院校根据各服务点的服务特色，制订相应的社区护理实习计划
岗前培训	在护理学专业学生课程结束后，为能够使护理学专业学生尽快适应临床环境，通常会安排 1 周左右的上岗前培训。组织护理学专业学生了解医院环境、学习各项规章制度和良好的职业道德规范。结合以往护理学专业学生实习中存在的问题，使护理学专业学生对临床工作有初步了解和充分的心理准备
临床专业科室护理综合实习	实习科目包括内科、外科、妇产科、儿科、急诊科、精神科、重症监护室等临床科室。其中内科、外科的实习时间最长，一般在 8—12 周。其余科室实习时间在 2—4 周。各个科室中要求掌握的内容及考核方法根据科室的不同而有所不同。在各科实习结束后，护理学专业学生需要通过出科考试
毕业专题训练	部分院校为提高护理学专业学生的科研能力，对护理学专业学生进行毕业专题训练，时间在两周至两个月，并要求撰写护理开题报告、论文并答辩

续表

临床实习集中安排的内容	具体阐述
护理学教育实习	部分院校为了促进护理学专业学生使用不同的教学方法和媒体组织及实施护理教学,组织护理学专业学生进行护理学教育实习,时间在 2—4 周。护理学专业学生在讲师职称以上的护理教师指导下进行实习
临床医疗实习	个别五年制院校安排了 12 周左右的临床医疗实习,以使护理学专业学生能够更好地理解医护间的交流与合作,通过不同角色体验护理学专业,以促进护理学专业学生的进取精神与合作能力

（2）分散与集中结合安排

为了使护理学专业学生能够更好地将理论与实践相联系,尽早接触临床以稳定专业思想。部分院校采取了将最后的集中实习期减少,并将减少的时间分散在各学期中进行临床实习的安排。

3. 临床实习的实施

护理学专业学生在各科室进行临床实习期间,由临床实习医院负责安排有一定资历和临床带教经验的教师对实习学生进行临床带教,并由主管临床带教教师负责。在护理学专业学生入科前先进行入科教育,由主管临床带教教师给护理学专业学生介绍临床的病种、工作流程、班次、实习要求及具体内容等。在实习期间常采用多种临床教学方法相结合的方式,护理学专业学生在临床带教教师的指导下完成特定学习目标。在护理学专业学生完成科室的实习内容后,还需参加出科考核,主要包括技术操作的标准化考核、专业理论考核及综合能力考核。考核合格者方可进入下一阶段实习。

4. 临床实习评价

临床实习评价包括过程评价与终末评价两种类型(图 7-22)。

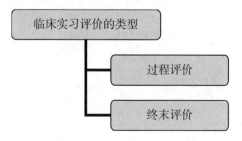

图 7-22 临床实习评价的类型

（1）过程评价

通常由临床带教教师、护士长及护理部人员根据各病区制订的具体实习计划，通过检查及抽查实习目标完成情况对护理学专业学生的实习质量进行评价。

（2）终末评价

主要指在整体实习结束后，由实习基地对护理学专业学生做出综合评价和鉴定。同时护理学专业学生也需要进行自我鉴定。

第八章　老年群体的关爱与照护

　　尊老敬老是我们中华民族的传统美德，也是基本的道德要求。为了满足老年人的合理需要，切实保障老年人的权益，让老年人体会到社会对他们的尊敬和关怀，老年照护人员掌握必要的护理知识是相当重要的。

第一节　老年照护的职业认知

一、老年照护的对象

老年照护人员是对老年人进行生活照料、疾病护理、服务与管理的专业技术人员。老年照护人员的工作对象是居家、养老机构和社区养老服务机构的老人，包括卧床老人或非卧床老人，这些人群因年龄或者疾病使其生活不能自理或生活自理困难，老年照护人员的工作就是要帮助他们完成身边的一切生活照料和基本护理，使得他们能起居舒适，愉快生活，并有安全感。[①]

二、老年照护人员的职业守则

老年照护人员的职业守则主要包括以下几方面（图8-1）。

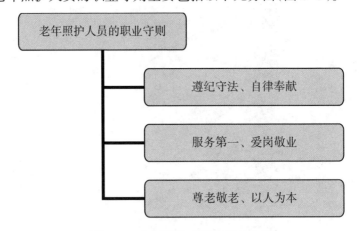

图8-1　老年照护人员的职业守则

---

① 杨琼，钱耀荣，高希海.老年照护[M].上海：同济大学出版社，2020.

（一）遵纪守法、自律奉献

1. 遵纪守法

第一，要树立严格的法制观念，学习和遵守有关尊老、敬老和维护老年人权益的法律、法规，使自己的一言一行，都符合法律、法规的要求，做遵章守法的好公民。

第二，要遵守社会公德，遵守老年照护人员的职业道德和工作须知，爱老、敬老，热忱地为老年人服务。

2. 自律奉献

第一，要严格要求自己，摒弃一切不利于做好本职工作的思想和行为，把自己的青春和才能奉献到为老人服务的光荣事业中去。

第二，要积极进取，努力学习和掌握工作技能，不断提高老年照护工作的质量。

（二）服务第一、爱岗敬业

1. 服务第一

"服务第一"就是把为集体或别人工作放在第一位。老年照护人员的工作与众多服务性行业的工作一样，以为他人服务作为工作内容。对于老年照护人员来说，为老年人服务是第一位的，老人的需要就是对老年照护人员的要求，应时时处处为老人着想，急老人所急，想老人所想，树立"服务第一"的思想，并把它落到实处，才能赢得信任和社会赞誉。

2. 爱岗敬业

"爱岗敬业"是服务第一的具体体现，热爱本职，就是职业人以正确的态度对待自己的工作，认识到本职业的社会意义，努力培养对自己所从事的工作的荣誉感、责任感，从而热爱本职工作。只有这样才能全身心投入职业活动中，在平凡的岗位上做出不平凡的业绩。

（三）尊老敬老、以人为本

尊老敬老是我们中华民族千百年来就有的传统美德，也是一种普遍的社会要求。在工作中要处处为老年人着想，在实际行动中体现以老年人为本的理念，从老年人的根本利益出发，满足老年人的合理需要，切实保障老年人的权益，让老年人体会到社会对他们的尊敬和关怀。

老年照护人员直接承担着照顾老人的工作，其工作不仅是对老人的照料，而且担负着国家、社会和老人家庭对老人的关怀，所以在工作中要处处为老人着想，在实际行动中体现以老人为本的服务理念，把"以人为本"落实到每项工作中去。

三、老年照护的服务礼仪

良好的礼仪修养能强化人际间的相互沟通，建立良好的人际关系；反之不仅会损害自己的形象，而且会影响人际关系。老年照护礼仪属于职业礼仪范畴，在职业活动中，良好的礼仪行为不仅有利于职业活动的发展，还对促进和恢复老人的健康有着重要的作用。老年照护的礼仪要求主要包括以下几方面。

（一）仪容仪态

老年照护人员的服务对象是具有丰富社会经验和阅历的老年人，他们见多识广，一般具有良好的审美观，所以老年照护人员在工作中一定要注意自己的着装、修饰和个人卫生，具体来说应做到以下几方面（表8-1）。

表8-1　老年照护人员的仪容仪态

老年照护人员的仪容仪态	具体阐述
服装要清洁、整齐	在养老机构岗位上应着工作装，若在老人家里工作，其服装要庄重、大方、合体，夏天着衣不可过于裸露，衣服要经常清洗，以保持整洁。工作时要穿软底、平跟或坡跟鞋，不可穿高跟和带钉的硬底鞋，以防走路时的响声影响老人休息或扭伤脚踝
表情流露亲切自然	在与老年人交往时，目光表情应友好、真诚。微笑是礼貌的表示，微笑可使老人紧张的心理得到放松

续表

老年照护人员的仪容仪态	具体阐述
梳短发时头发以不搭肩为宜	长发的老年照护人员工作时应把头发盘起来,以免工作时头发碰及老人和用物,引起老人不适
应经常修剪指甲	过长的指甲,不但会藏污纳垢,也会给老人带来不良刺激,甚至在工作中会不慎损伤老人的皮肤,应特别注意

(二)行为举止

举止包括举动、仪态,是一种无声的语言,能表达人类的思想感情和对外界环境的反应。举止得体与否,可反映出人的内在涵养,不同的举止显示人们不同的精神状态、文化教养和社会地位。老年照护人员举止应得体,具体要求如下(图8-2)。

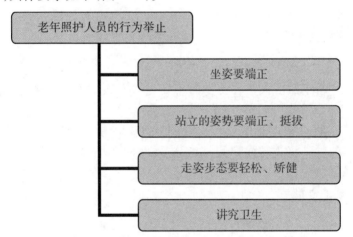

图8-2 老年照护人员的行为举止

1. 坐姿要端正

入座时要轻稳,通常应从左侧走向座位,并从左侧离开自己的座位,女性穿裙装入座时,应用手将裙下摆稍稍收拢。坐下后上身挺直,两腿微靠拢,两臂自然弯曲放在腿上或椅子扶手上。

2. 站立的姿势要端正、挺拔

第一，双腿直立稍微分开，挺胸收腹、立腰提臀。

第二，头正颈直，双目平视，下颌微收，嘴唇微闭，表情平和自然。

第三，双肩放松、双臂自然下垂，双手垂于身体两侧或放在小腹前交叉。

第四，当站立疲劳时，可适当更换体位，但不要东倒西歪，给人以懒散的感觉。

3. 走姿步态要轻松、矫健

第一，行走时双目向前平视，下颌微收，表情自然，双肩平稳、双手前后自然摆动。

第二，行走时要注意避免不良的姿势。

第三，在为老人端水、拿物时，应注意屈肘将物品端在胸前，以利于节省体力。

4. 讲究卫生

第一，定时沐浴、理发洗头、更衣。

第二，老年照护人员在工作时不要当着老人的面挖耳朵、抠鼻子、剪指甲等。

第三，在工作时如因身体不适而打喷嚏、流涕或咳嗽时，应用纸巾或手绢遮掩口鼻，将头转向一侧，事后应及时向在场的人表示歉意。

（三）礼貌用语

在与老人交谈时应语言内容要严谨，言语要清晰、温和，礼貌称呼老人。具体来说，应做到以下几方面。

第一，对待老人及其亲属和同事都要有礼貌，语言应文明、规范。

第二，尊敬老人，使用老人喜欢的称呼，与老人说话时语言要亲切、温和，语速要适当。

第三，行走中如遇老人要让老人先行。

第四，接待老人的亲属来访时，要做到来有迎声，走有送语。交谈时注意使用礼貌语言。

四、与老年人沟通的技巧

随着年龄的增长,老年人学习能力、理解力、记忆力逐渐减低。同时,由于工作及家庭角色的转变,会导致老年人自我价值感降低,与他人主动沟通的意愿也有所减弱。为了满足老年人的需要,促进老年人的身心健康,老年照护人员掌握与老年人的沟通技巧是非常有必要的。具体来说,与老年人沟通的技巧主要包括以下几方面(图 8-3)。

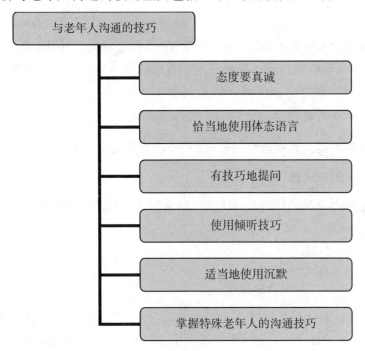

图 8-3　与老年人沟通的技巧

（一）态度要真诚

老年人渴望被认同、被尊重。在与老年人交往时,要设身处地为他们着想,使用礼貌性语言,尊重老人人格,这是双方建立相互信任关系的基本要素。

（二）恰当地使用体态语言

体态语言是照护员气质和修养的外在表现，是与老年人交流的重要手段。老年照护人员应时时处处体现出体态语言的亲切、得体、大方等含义。恰当的体态语言可给老人以温暖、体贴、安全的情绪体验。

（三）有技巧地提问

在与老人沟通中，照护员恰当地提出问题，能促进、鼓励老人提供更多的信息，有助于和谐关系的建立。提问的方式一般包括开放式提问和封闭式提问两种。

1. 开放式提问

开放式提问的问题范围较广，不要求有固定的回答。

2. 封闭式提问

封闭式提问的问题范围较窄，问题的答案较有限和固定，通常回答为"是"或"不是"。

（四）使用倾听技巧

老年照护人员在与老人沟通中，应注意认真倾听。在与老人谈话的同时，要集中注意力，在倾听的过程中，在适合的时机做出相应的反应，如点头、微笑等。对于一些关键的内容，照护员还应重复一遍，但不做评价。

（五）适当地使用沉默

在与老人沟通中，适当地保持沉默，可以给老人更多的思考时间，尤其在老人悲伤、焦虑时，老人会感受到照护员在认真听，在体会他此时的心情，沉默过程中可以传达交流双方的理解和支持。

（六）特殊老年人的沟通技巧

对于一些失智、健忘、视力或听力不好的老人,老年照护人员应主动关心,加强生活护理,协助完成特殊检查和服药。

对听力丧失的老年人,可通过体态语言来加强交流,必要时进行书面交流,满足老人的需求。

对一些注意力难集中、精神抑郁的老年人,照护员应多关心,与老人沟通时态度亲切和蔼,尽量满足老人的合理要求,必要时进行心理疏导。

第二节　老年人日常生活照护

随着我国人口老龄化的持续发展,老年人的日常生活照护问题变得越来越突出。老年人在身体健康时往往对这些日常生活问题不予重视,而随着年龄增长各系统各器官出现功能性退化和器质性改变,受多种病症侵袭,生活能力和健康水平日益下降,自理能力逐渐丧失,带来许多困扰和不便,需要家人和(或)专职照护者帮助解决。

一、环境照护

（一）老年人的日常生活环境

1. 老年人居室环境的设置原则

由于老年人在居室内活动的时间较多,老年人居室环境在设置上应注意方便、安全和舒适。

2. 老年人居室环境设施要求

（1）房屋的出入口和走廊

老年人的房屋应选择以朝阳、天然采光、自然通风、隔音效果好为佳。楼梯处应光线明亮，地面防滑，两侧安装扶手，台阶终止处要涂上醒目的标记。各室之间要保持平坦，无障碍物，为方便老年人行走和轮椅通过，室内应避免出现门槛。房屋的照明设备应能调节，以适应老年人的不同需求，走廊、楼梯及拐角暗处要保持一定的亮度，防止老年人因视力障碍而跌倒。

（2）室内环境

室温对人体的生理平衡有重要影响。因此，老年人的居室要特别注意室温恒定，避免忽高忽低。室内保持一定的湿度，有助于维持呼吸道的正常功能。保证阳光充足、分布均匀。每日通风2—3次，室内保持空气清新。起居室可选择高雅、明快或沉着、稳重色调，并考虑整体色调的调和，努力营造出一个明亮、开朗、舒适的环境，以使老年人的心情放松。

（3）卫生间

老年人的卫生间最好靠近卧室或设在卧室内，以缩短如厕的距离，应以整洁、明亮作为色彩设计的基调。考虑老年人的生活习惯并适应其生理变化，卫生间应无台阶，照明设施好，室内通风，室温适当恒定。居室到厕所沿途墙壁安装扶手和照明脚灯。坐便器旁安有扶手和呼叫器，排便环境要隐蔽。老年人往往行动迟缓，患有骨质疏松，跌倒后容易造成骨折。因此，浴盆安装应较低，浴盆旁边有扶手浴盆内外侧、浴室门口铺橡胶防滑垫，以免老年人滑倒。冬天卫生间应当有安全的保暖装置，以免老年人着凉感冒。洗漱间的物品摆放不宜过多，不要经常更换位置，注意物品摆放应合理，方便老年人取用。

（4）厨房

厨房的地面应注意防滑，水池与操作台的高度应适合老年人的身高。灶台开关应尽可能便于操作。

总之，老年人的日常生活环境应从健康、安全、便利、无障碍化四个方面考虑，以促进生活质量的提高。

（二）老年人的社区环境

社区是老年人的主要生活和活动场所，社区环境是指老年人所在社区的地理、交通、人口、服务等环境，老年人需要长期在此得到与护理密切相关的预防。要营造良好的老年人社区环境，应做到以下几方面。

1. 加强老年人的安全教育

老年人随着年龄的增长,身体各器官功能衰退,调节能力逐步下降,常伴有一种或多种疾病,日常生活自理能力下降,全科医生与社区护理人员应根据老年人的需求,做好他们的安全教育,具体来说,应做到以下几方面。

第一,加强老年人自我防护意识,严格控制高危环节,安装防护设施。

第二,应该利用老年人喜欢的宣教方式进行安全指导,重点对老年人用药安全、饮食、活动等内容进行指导。

第三,同时做好老年人照顾者安全知识的培训,预防各种不安全事件的发生。

第四,社区定期组织人防志愿者进入社区居民家中普及居家安全知识,为老年居民讲解易燃、易爆物品和电器、燃气等设备使用须知,提高老年人的消防安全意识。

2. 建立良好的邻里关系

老年人由于身体较弱,或身染疾病,常常会成为犯罪分子袭击的目标。如果在老年住户居多的社区里,邻里之间不团结,相互之间生分,很容易导致老年人面临意外事件时得不到救助。建立良好的邻里关系才是老年人最安全的生活保障。具体来说,应做到以下几方面。

第一,社区里的老年人应该组织起来,共同守望社区安全。比如,发现有陌生人进入社区,老年人应该提高警惕,可以三三两两地跟在陌生人身后注意其动向。

第二,邻居之间应互帮互助,如果邻居不在家,遇到家门未关,火情、偷盗等危急情况时,就会有人迅速地拨打社区或派出所电话,以便及时解除险情。

第三,老年住户之间应该多沟通,加强了解,互留电话。

第四,老年人还可以跟年轻邻居交朋友,让年轻人多了解自己,这样既能让自己增加朝气,也能让自己在危急时刻多个帮手。

3. 营造安全的社区环境

许多社区在老年人的居住安全方面存在较大漏洞,特别是在老年住户居多的住宅楼中,老年人的安全问题显得更为突出。对此,应从以下几方面做出努力。

第一，社区内比较适合采用人车分流或部分分流的道路交通结构，增加社区安全感。

第二，道路宽畅并设置路灯，有台阶的地方设置明显的标识，以防老年人视力减退引起的跌倒。

第三，将台阶改为坡道，以方便使用轮椅的老年人。

第四，利用黑板报、宣传栏、发放宣传资料等方法，大力营造敬老助老、帮扶解困的良好氛围。

第五，组织开展老年休闲娱乐和体育健身活动，以满足老年人精神文化生活方面的需求。

第六，适当布置一些开阔平坦、无障碍物的绿地、凉亭、长廊、小公园等建筑物，并配以桌椅、灯具等，为老年人或残疾人散步、晨练、休息提供场所。

第七，组建中老年健身舞、太极拳、扇子舞、象棋等兴趣小组。

第八，应注意室外环境的卫生性，以提高老年人的生活满意度和幸福感。

二、活动照护

（一）老年人活动的重要性

老年人活动非常重要，概括来说，其重要性主要包括以下几方面（表8-2）。

表8-2　老年人活动的重要性

老年人活动的重要性	具体阐述
生理方面	长期运动有助于老年人保持体形，降低血压、血脂，改善老年人免疫功能等，从而增进健康和减少疾病
心理方面	长期缺乏活动会影响老年人的心理状态，甚至出现焦虑、抑郁、愤怒等不良情绪。活动不仅能让老年人精神饱满、精力充沛，也能让老年人心情愉悦、身心轻松，从而使老年人在现实面前保持乐观情绪，消除因年龄逐年增大而引起的抑郁和焦虑心理。通过参加活动，刺激大脑供血，增加了人际交往，可保持或促进身心健康，锻炼中得到的乐趣是人们坚持锻炼的重要原因。
对睡眠的影响方面	经常参加体育锻炼的老年人在睡眠时间、睡眠效率、睡眠质量方面明显好于未参加者

（二）老年人活动的原则

老年人的活动原则如表8-3所示。

表8-3　老年人的活动原则

老年人的活动原则	具体阐述
循序渐进原则	循序渐进的运动有利于老年人适应运动的强度,避免引起不必要的损伤和不适,应从简单、运动量小的活动开始,逐渐增加到难度和活动量大的活动
安全原则	在活动或锻炼过程中,一定要注意自我感觉。当出现不适感觉时,应立即停止活动,出现严重不适感觉时,应及时就医
适度原则	老年人可根据自己的年龄,体质状况、场地条件选择运动项目
全面原则	尽量选择多种运动项目和能活动全身的项目,使身体各关节、肌肉群和身体各部位都得到锻炼
运动后保健原则	运动锻炼后,指导老年人做一些缓和放松的动作,使人体由紧张状态逐渐过渡到安静状态,而不宜立即静卧休息。因为人体在做一些强度较大的运动时,由于其精神状态和肌肉都处于高度的紧张状态,运动后可通过整理活动使呼吸、心率逐步平稳,达到肌肉放松的状态

（三）老年人活动时的注意事项

老年人活动时的注意事项主要包括以下几方面。

第一,恶劣的天气不要外出活动,以免发生意外。

第二,最好穿大小合适的运动装和旅游鞋,以有利于活动。

第三,餐后不宜立即运动,糖尿病患者应注意不要空腹运动,运动时随身携带糖果等。

第四,年老体弱或患病的老年人,应根据医嘱进行适当的运动;对于老年期痴呆患者外出运动时应有家人陪伴,家属应在患者胸前挂上联系卡片。

三、睡眠照护

（一）使老年人养成良好的习惯

提倡早睡早起、午睡的习惯。入睡前不宜饮用咖啡、大量水、酒等，提醒其睡前应如厕。指导老年人睡前喝热牛奶、吃香蕉、热水泡足、按摩等以促进睡眠。鼓励老年人有规律的锻炼，指导其参加力所能及的日常生活活动和体力劳动。另外，告知老年人情绪会影响睡眠质量，因此，睡前注意调整情绪。

（二）舒适的环境

保证起居室温湿度适宜、光线柔和。保持被褥的干净整洁，被褥厚薄适宜，衣物松紧适宜。保证周围环境安静。

（三）合理用药

一般失眠可先采用改善环境、放松疗法等物理方法帮助催眠，顽固性失眠的老年人根据医嘱给予适量的镇静催眠药，用药后应严密观察药物的不良反应，以免导致严重后果。

（四）心理护理

老年人常存在焦虑、抑郁、恐惧等不良情绪，护理人员应耐心地开导、安慰老年人。针对性地告知老年人避免把精力、注意力都集中到睡眠上。对失眠引起的症状要采取顺其自然的态度，把注意力放到行动上以减少失眠对患者的负面影响。护理人员应指导家庭成员主动参与改善老年人睡眠的工作。帮助老年人要妥善处理各种引起不良心理刺激的事件。

（五）几种特殊睡眠障碍的护理措施

1. 发作性睡眠的护理措施

发作性睡眠是一种不可抗拒的睡眠发作，大多病因未明，主要护理措施如下。

第一，按医嘱用药。

第二，养成良好的生活习惯。

第三，发作性睡眠可引起心理及精神改变，必要的心理治疗及避免对患者取笑、歧视十分有必要。症状较重者建议在有效治疗前不要开车或从事危险性较高的职业。

第四，发作时自我保护，预防受伤。

2. 睡眠呼吸暂停综合征的护理措施

睡眠呼吸暂停综合征是指在连续 7 小时睡眠中发生 30 次以上的呼吸暂停，每次气流中止 10 秒以上（含 10 秒），或平均每小时睡眠呼吸暂停低通气次数（呼吸紊乱指数）超过 5 次而引起慢性低氧血症及高碳酸血症的临床综合征。主要护理措施如下。

第一，老年人，尤其是肥胖者易出现睡眠呼吸暂停综合征，所以应该增加活动，控制饮食和体重，以达到减肥的目的。

第二，睡前避免服用镇静安眠药。

第三，养成侧卧睡眠习惯，以避免气道受损。

第四，积极治疗有关疾病。

第五，根据患者情况指导选用合适的药物和医疗器械装置。

第六，病情重者可选择手术治疗。

3. 梦游症的护理措施

梦游症是指在睡眠中突然爬起来进行活动，然后又睡下，醒后对睡眠期间的活动一无所知。主要护理措施如下。

第一，合理安排作息时间。

第二，锻炼身体，使睡眠节律调整到最佳状态。

第三，睡前排尿、少饮水，减少夜间起床的机会。

4.睡眠剥夺的护理措施

睡眠剥夺是指长期缺乏持续、自然、周期性的睡眠。它是睡眠紊乱最常见的形式。主要护理措施如下。

第一，减少噪声。

第二，努力减少对老年人睡眠的干扰。

第三，避免夜间排尿干扰睡眠。

第四，和老年人制订白天活动时间表，如果白天睡眠过多，就限制白天睡眠的次数和时间。

第五，向老年人和相关人员解释睡眠休息紊乱的诱因和避免方法。

四、饮食照护

(一)老年人的饮食原则

老年人由于各个系统和器官发生退行性的改变，外加日常运动量的减少，机体需要的能量也随之减少，因此，在给老年人配餐时要注意四个饮食原则(图8-4)。

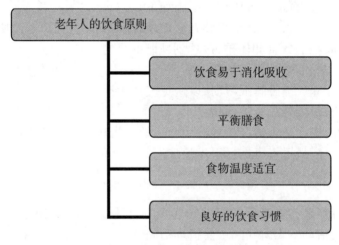

图8-4　老年人的饮食原则

1.饮食易于消化吸收

由于老年人的消化功能随着年龄的增长逐渐减弱，牙齿松动和脱落导致对食物的咀嚼能力下降,因此在给老年人烹饪时要注意食物应该柔软、细腻,既要给牙齿咀嚼的机会,也要便于消化吸收。

2. 平衡膳食

老年人容易患有很多慢性疾病,这些慢性疾病往往都与营养不良有一定的关系。因此,应该保持营养的平衡,适当限制能量的摄入。

3. 食物温度适宜

老年人的消化道对于食物的温度是极其敏感的,因此饮食宜偏热,两餐之间或入睡前可以增加热饮料或者牛奶,可以缓解疲劳,增加消化道舒适感。

4. 良好的饮食习惯

老年人饮食要注意少吃多餐,避免暴饮暴食或过饥过饱,膳食内容不宜改变过快,照顾到个人的喜好。老年人由于肝脏中储存糖原的能力较差,因此对于低血糖的耐受能力较差,容易有饥饿感,所以在两餐之间可以适当地增加点心等易消化的食物。晚餐吃得不宜过饱,否则会影响到老年人的睡眠质量。

(二)老年人的营养需求

1. 能量

适宜的能量摄入是老年人饮食的特点,不仅可以满足老年人的生理要求,也能防止肥胖。老年人应根据个体的体重情况,适当调整能量供给,尽量将体重维持在标准的范围内。建议每日老年人摄入的能量应该维持在1600—2000千卡。

2. 脂肪

脂肪能促进维生素 A、维生素 D、维生素 E 等脂溶性维生素的吸收和利用,是食物中产生能量最高的一种营养素,它能维持细胞膜和脑神经的功能。老年人对于脂肪的摄入应适量,摄入过多会导致肥胖、血脂升高,对心血管、肝脏不利。脂肪摄入过少影响脂溶性维生素的吸收和饮食平衡分配。建议老年人脂肪摄入量占总能量的25%—30%为宜。

3. 蛋白质

由于老年人消化功能减弱，酶的作用衰弱，导致蛋白质在吸收过程中不充分，再加之肾功能衰退，会影响氨基酸的再吸收，如果此时蛋白质供给不足，会引起营养不良的问题。因此，老年人膳食中应适当增加优质蛋白质食物。这些食物的氨基酸比值接近人体的需要，建议中老年人每日每千克体重给予 1.0—1.2 克蛋白质，并应占总能量的 12%—14%。

4. 糖类

老年人由于体力活动减少，消耗量少，分泌功能下降，胰腺分泌胰岛素减少，细胞间的葡萄糖代谢改变。导致糖类代谢率降低，胰岛素对血糖的调节作用减弱，所以糖类的摄入不宜过多，建议中老年人膳食中糖类供给量应占总能量的 50%—60%。

5. 矿物质

老年人的膳食中须保证钙、钾和必需微量元素的供给量。其中，钙是人体中含量最多的矿物质，钙的主要功能是构成骨骼和牙齿。根据中国营养学会制订的中国居民膳食营养素参考摄入量标准。老年人钙每天参考摄入量为 1000 毫克。奶制品是钙的最好来源，不但含量丰富而且吸收率高。含钙量高的食物还有豆制品、蔬菜、干果类、海产品等。

6. 维生素

下面仅对几种具有代表性的进行简要阐述。

（1）维生素 E

维生素 E 具有抗损伤和抗氧化的作用，摄入维生素 E 可减少细胞中脂褐素的形成，可以改变皮肤弹性，对延缓衰老、预防心脑血管疾病和癌症有益，每日摄入维生素 E 的推荐量为 14 毫克。

（2）维生素 B_1

维生素 B_1 的功能是作为辅酶参与细胞中糖类的代谢。老年人维生素 B_1 推荐的供给量标准为男性每天 1.4 毫克，女性每天 1 毫克。

（3）维生素 B_2

维生素 B_2 的主要功能是参与体内生物氧化与能量合成，并参与蛋白质、脂肪和糖类的代谢，能够提高机体对环境应激的适应能力。老年人维生素 B_2 的推荐量男性为每天 1.4 毫克。女性为每天 1.2 毫克。

（4）维生素 B_6

维生素 B_6 主要参与氨基酸和脂肪的代谢,老年人维生素 B_6 的适宜摄入量为每天 1.5 毫克。

（5）维生素 B_{12}

维生素 B_{12} 是抗恶性贫血的维生素,老年人的适宜摄入量为每天 2 毫克。

（6）维生素 C

维生素 C 可以防止老年血管硬化,促进胆固醇排出体外,增强机体抵抗力,主要来源于新鲜的蔬菜和水果。

（三）老年人的进食照护

老年人的进食照护主要包括以下几种类型（图 8-5）。

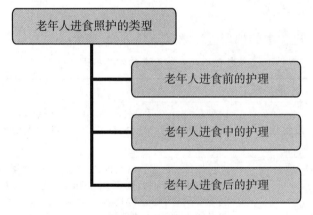

图 8-5　老年人进食照护的类型

1. 老年人进食前的护理

老年人进食前的护理应做到以下几方面（表 8-4）。

表 8-4　老年人进食前的护理

老年人进食前的护理	具体阐述
饮食教育	由于饮食习惯不同、缺乏营养知识,老年人可能对于养老机构的某些饮食不理解,难以接受。护理员应根据老年人所需的饮食种类对老年人进行解释和指导,取得老年人的配合

续表

老年人进食前的护理	具体阐述
进食环境准备	舒适的进食环境可使老年人心情愉快,促进食欲。老年人进食的环境应以清洁、整齐、空气新鲜、气氛轻松愉快为原则
老年人准备	进食前老年人感觉舒适会有利于进食。因此,在进食前,护理员应协助老年人做好相应的准备工作,减轻或去除各种不舒适因素。协助老年人洗手及清洁口腔,对病情严重的老年人给予口腔护理,以促进食欲。协助老年人采取舒适的进餐姿势,如老年人身体许可,可协助老年人下床进食;不便下床者,可安排坐姿或者半坐姿,并于床上摆放小桌进餐;卧床的老年人可安排侧卧位或仰卧位并给予适当支托。征得老年人同意后将餐巾围于老年人胸前,以保持衣服和被单的清洁,并使老年人做好进食准备

2. 老年人进食中的护理

老年人进食中的护理应注意以下几方面(表 8-5)。

表 8-5　老年人进食中的护理

老年人进食中的护理	具体阐述
及时分发食物	护理员洗净双手,衣帽整洁。根据饮食单上的饮食要求协助配餐员及时将热饭、热菜准确无误地分发给每位老年人
鼓励并协助老年人进食	进食期间,护理员可及时地、有针对性地解答老年人在饮食方面的问题,逐渐纠正其不良饮食习惯。进食的温度要适宜,防止烫伤。对于禁食或限量饮食者,应告知老年人原因,以取得配合。对于需要增加饮水量者,应向老年人解释大量饮水的目的及重要性。老年人一次无法大量饮水时,可少量多次饮水,并注意改变液体种类,以保证液体摄入量。对限制饮水量者,护理员应向老年人及家属说明限水的目的及饮水量,以取得合作。若老年人口干,可用湿棉球湿润口唇或滴水湿润口腔黏膜。口渴严重时若病情允许可采用含冰块、酸梅等方法刺激唾液分泌而止渴

3. 老年人进食后的护理

第一,及时撤去餐具,清理食物残渣,督促和协助老年人饭后洗手、漱口或为老年人做口腔护理,以保持餐后的清洁和舒适。

第二,对暂需禁食或延迟进食的老年人做好交接班。

五、排泄照护

（一）如厕的照护

对老年人来说，卫生间是各种突发状况高发的地方，要想安全如厕，要注意以下事项。

1. 老年人如厕居家环境要求

老年人的如厕环境要注意安全，要选择坐式马桶，并安装扶手。卫生间应该配有防滑垫，卫生间的摆设尽量简单，地面减少牵绊和阻挡。老年人如厕时厕所门不要紧锁，以防在发生意外时错过最佳抢救时间。

2. 老年人排便不要过度用力

当老年人强行排便时，会导致腹部压力和血压升高，从而增加心脏负担。因此，不要用力排便。如果有便秘症状，应该多吃富含纤维的水果和蔬菜，或者在医生的指导下，使用润肠药。

3. 应该养成定时排便的习惯

即使没有便意也应该坚持上厕所练习排便，利用生物反馈的方法，定时有意识地诱导排便。

（二）卧床者的排泄照护

1. 卧床者的排尿照护

卧床者排尿照护准备应包括以下几方面（表8-6）。

表8-6 卧床者排尿照护的操作准备

操作准备	具体阐述
老年人准备	老年人了解床上排尿的目的、过程和意义，告知老年人应该如何配合
护理员准备	工作服干净整洁，清洗双手
环境准备	环境清洁宽敞，温湿度适宜

续表

操作准备	具体阐述
用物准备	准备尿壶或便盆、一次性护理垫、卫生纸,必要时准备温水、水盆和毛巾

2. 卧床者的排便照护

卧床者的排便照护操作准备主要包括以下几方面(表8-7)。

表8-7　卧床者排便照护的操作准备

操作准备	具体阐述
老年人准备	老年人了解床上排便的目的、过程和意义,告知老年人应该如何配合
护理员准备	工作服干净整洁,清洗双手,必要时戴口罩
环境准备	环境清洁宽敞,温湿度适宜。关闭门窗,必要时用屏风遮挡
用物准备	便盆、一次性护理垫、卫生纸。必要时准备温水、水盆和毛巾

卧床者排便照护时的注意事项主要包括以下几方面。

第一,使用便盆前检查便盆是否洁净完好。

第二,便盆及时倾倒并清洗消毒,避免污渍附着。

第三,为老年人放置便盆时不可硬塞,避免损伤皮肤。

第四,排泄时不催促老年人。

第五,只帮助老年人做自己力所不能及的事情。

第六,有传染病的老年人排泄物应该遵循消毒隔离的原则进行处理。

(三)便秘的照护

便秘是一种伴随许多胃肠系统疾病(如直肠与结肠癌)的症状,最常见的原因有饮食习惯(摄取纤维性食物不足)、缺乏运动、缺乏充裕时间排便、生活压力、情绪紧张、外出旅游环境不适应、习惯性使用轻泻药、饮水量减少或体液流失过多及药物副作用等。

便秘的照护重在建立合理的饮食和生活习惯,主要措施如下(表8-8)。

表 8-8　便秘照护的主要措施

便秘照护的主要措施	具体阐述
养成定时排便的习惯	让老年人懂得保持大便通畅的重要性,制订时间表,安排足够时间排便,避免他人干扰,防止意识性地抑制便意,有便意时不要忽视
调整饮食结构	多饮水,晨起、餐前可以饮用温开水促进肠蠕动,温开水中可以加入少许蜂蜜,刺激排便反射,保证每天2000—2500毫升的饮水量。多食用富含丰富维生素的食物
鼓励适当运动	改变静止的生活方式,每天有 30—60 分钟的活动或锻炼,在促进肠蠕动的同时,也改善了情绪
腹部环形按摩	在清晨和晚间排尿后取卧位,做腹部按摩,促进肠蠕动。轻重速度以自觉舒适为宜,开始每次 10 圈,以后逐渐增加,在按摩同时可做肛门收缩运动
协助排便严重的老年人	可以给予开塞露、甘油栓等粪便软化剂,必要时遵医嘱给予灌肠。如果发生粪便嵌塞时,早期可使用栓剂、口服缓泻剂来润肠通便,无效时人工取粪。人工取粪操作时动作轻柔,切忌暴力硬挖

（四）尿失禁的照护

1. 尿失禁的定义

由于膀胱神经病变或膀胱颈、泌尿生殖膈肌肉松弛而引起失禁问题,称之为尿失禁。

2. 尿失禁的病因、症状和处理

不同类型尿失禁的病因、症状和处理如下。

（1）压力型尿失禁

①症状

腹压突然增加如跳跃、跑步、咳嗽,打喷嚏、开怀大笑时,尿液会不由自主地从尿道口漏出。

②病因

病因包括神经性和非神经性。

神经性主要为脊髓损伤致括约肌功能不全。

非神经性包括多产,绝经期女性激素缺乏、骨盆底肌松弛、尿道萎缩、尿道内括约肌功能不全。

③处理

药物治疗、行为治疗、生物反馈、阴道滞留治疗与电刺激治疗。

（2）急迫型尿失禁

①症状

尿感产生时，来不及到厕所，尿就由尿道口漏出。

②病因

病因包括神经性和非神经性。

神经性主要因中风、脊髓上神经元受损、多发性脊柱侧弯所致。

非神经性包括不稳定膀胱或膀胱逼尿肌不稳定及非病理性，如心因性或老化。

③处理

药物治疗、行为治疗、生物反馈与电刺激治疗等。

（3）混合型尿失禁

①症状

同时出现压力型及急迫型尿失禁的部分症状。

②病因

发生在身体虚弱的老年人身上。

③处理

药物治疗、行为治疗、生物反馈、阴道滞留治疗与电刺激治疗等。

（4）功能型尿失禁

①症状

因环境心理或认知功能障碍等因素所产生的尿失禁。

②病因

身体虚弱，行动不便，被约束，行动受限制、精神抑郁或行为失智。

③处理

行为治疗、便盆使用、防漏衣物使用和定时导尿。

（5）溢满型尿失禁

①症状

膀胱过度膨胀而导致尿液不自主漏出；临床症状有尿频，不定时尿漏，持续尿漏，或同时出现压力型及急迫型尿失禁的部分症状。

②病因

主要原因为过尿肌收缩不全，见于下脊髓损伤、神经病变、骨盆后根神经切除，前列腺肿大、突发型逼尿肌衰竭。

③处理

药物治疗,行为治疗和生物反馈。

（6）反射型尿失禁

①症状

膀胱胀满时,无法感受到膀胱胀满的感觉,也没有排尿冲动,但固定间隔时间,膀胱会出现不自主、无法抑制的收缩或引发交感神经反应而排出小便,或以手刺激耻骨上方,大腿内侧或肛门时,可以引发排尿发射冲动。

②病因

上运动神经受损,神经性膀胱,脑卒中、下脊髓神经受损,糖尿病。

③处理

药物治疗、排尿刺激或间歇性导尿。

（7）完全型尿失禁

①症状

膀胱胀满时,无法感受到膀胱胀满,也没尿意感冲动,而尿液不自觉地持续流出。

②病因

由于脊髓受损、糖尿病神经病变或系统性疾病引起的神经性膀胱。

③处理

使用尿套、引流袋或定时检查并更换防漏衣物。

六、其他照护

(一)洗手的照护

正确的洗手方法能有效地防止部分疾病的传播。因此,应指导老年人应用正确的洗手方法清洁双手。

1. 准备工作

（1）护理员准备

衣帽整洁,修剪指甲,取下手表、饰物,卷袖过肘。

（2）环境准备

清洁、宽敞。

（3）用物准备

流动水洗手设施、清洁剂、干手物品，必要时备护手霜或直接备速干手消毒剂。

2. 操作步骤

应用七步洗手法洗净双手（图8-6）。

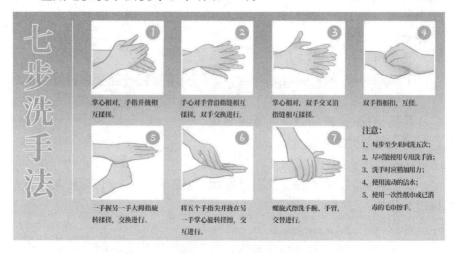

图8-6　七步洗手法

（二）穿脱衣的照护

对于行动不便的老年人穿脱衣裤直接影响到老年人的舒适度。因此，要采用正确的操作方法来满足老年人的需求。

1. 准备工作

（1）护理员准备

穿清洁工作服，洗净、擦干并温暖双手。

（2）物品准备

清洁的衣裤。

（3）环境准备

关闭门窗，调节室温至22℃—26℃。

2. 注意事项

第一,对待老年人的态度要温柔。

第二,调节室温至 22℃—26℃。

第三,给老年人穿脱衣裤时,要选择柔软、透气性好的合体衣裤。

第四,尽量为老年人选择开襟上衣和带松紧带的裤子。

（三）口腔的清洁照护

1. 正确选择和使用口腔清洁用具

牙刷是清洁口腔的必备工具,选择牙刷时应尽量选用刷头较小且表面平滑、刷柄扁平而直、刷毛质地柔软且疏密适宜的牙刷。刷头较小的牙刷在口腔内运用灵活,可满足适度扭转和分区洗刷的实际需要,保证刷牙时可触及牙齿各个部位。尼龙软毛软硬度和弹性适中,耐磨性强,对牙齿的清洁和按摩作用较佳,不会损伤牙龈。含氟牙膏具有抑菌和保护牙齿的作用,推荐老年人使用。

2. 采用正确的刷牙方法

刷牙可清除食物残渣,有效减少牙齿表面与牙龈边缘的牙菌斑,同时具有按摩牙龈的作用,刷牙通常于晨起或就寝前进行,建议餐后也刷牙。成人刷牙的主要方法推荐水平颤动拂刷法,该法是一种有效清除牙龈沟内牙菌斑的刷牙方法。水平颤动主要是去除牙颈部及牙龈沟内的牙菌斑,拂刷主要是清除唇（颊）舌（腭）面的牙菌斑。

3. 正确使用牙线

如果刷牙不能彻底清除牙齿周围的牙菌斑和碎屑,可使用牙线清除牙齿间隙食物残渣,去除齿间牙菌斑,预防牙周病。建议每日使用牙线剔牙两次,餐后立即进行效果更佳。

4. 自己能刷牙的老年人口腔清洁法

协助老人准备用品,如牙刷、牙膏、漱口水、毛巾、吸管、塑料巾或围巾、水盆等。

第一,对于不能走动的老年人,扶持老人在床上坐起,在老人面前铺塑料巾,水盆放塑料巾上,将准备好的牙刷,递给老人,协助老人漱口、刷牙、清洁面部。

第二，对于能走动的老年人，搀扶老人到水池前，将挤好牙膏的牙刷递给老人，先协助老人漱口，后刷牙。老人刷牙后，用毛巾清洁面部，或协助老人洗脸。清洁结束，搀扶老人回床，或椅上。

第三，对于不能起床的老年人，协助老人翻身侧卧，将头肩部用枕头稍垫高，头肩部下铺塑料巾，协助老人用吸管，吸水漱口，再将牙刷递给老人刷牙，刷牙后帮助老人清洁面部。

第四，对于不能使用牙刷者，可用清水漱口数次，以使口腔清洁。

5.自己不能刷牙的老年人口腔清洁法

（1）棉签擦拭法

将老人身体侧卧，塑料巾与毛巾围于老人胸前，用棉签蘸水适量进行擦拭。清洁结束后为老人清洁面部并擦干。擦拭时注意棉棒不可过湿，每次用一个棉棒，擦拭清洁后，给老人口唇上涂润唇油。

（2）棉球擦拭法

向老人解释，征得老人的同意，然后将棉球数个放于一弯盘中，用漱口水浸湿。协助老人身体侧卧，塑料巾与毛巾围于老人胸前，镊子夹取棉球，先湿润口唇，再夹取棉球为其清洁口腔，清洁结束后为老人清洁面部并擦干。整理用品。擦拭时注意棉球不可过湿，以免使老人发生呛咳。

6.义齿清洁法

许多老年人使用义齿，义齿应每天清洁，以防口腔的感染。

在清理义齿时应向老人解释，征得老人的同意，摘取义齿（一般先取上面的义齿，后取下面的义齿），用牙刷或棉棒蘸取洗牙液或直接在流动清水下刷洗干净，再协助老人戴上。晚饭后或老人睡眠前再取下义齿刷洗干净，浸泡于清洁的冷水杯内保存。整理用品。

（四）头发的照护

老年人应该特别注意保养头部，经常梳头有益于促进头部血液循环，增加头发的营养，促进头发生长，预防感染发生。

老年人患病或身体衰弱会妨碍个体进行日常的头发清洁，导致头发清洁度降低。对于长期卧床、关节活动受限、肌肉张力降低的老年人，护理员应协助其完成头发的清洁和梳理。护理员在协助老年人进行头发照护时,应询问老年人的个人习惯,调整方法以适应老年人的需要。

1. 床上梳头

为老年人梳头前先评估老年人的年龄、病情、意识状态、自理能力、合作程度及梳洗习惯、头发及头皮状态。护理员也要做好准备,注意衣帽整洁,修剪指甲,洗手,戴口罩。将老年人头发从中间分成两股,护理员一手握住一股头发,另一手持梳子,由发根梳向发梢。

需要注意的是,梳头时尽量使用圆钝齿的梳子,以防损伤头皮;如发质较粗或烫成卷发,可选用齿间距较宽的梳子。如遇到长发或者头发打结不易梳理时,应沿发梢到发根方向进行梳理。

2. 床上洗头

对于身体状况较好的老年人,可以在护理员陪伴下在浴室内采用淋浴方法洗头,一定要注意老年人的安全问题,防止跌倒。

对于不能淋浴的老年人,可在协助下坐于床旁椅子上行床边洗。

对于卧床患者可在床上洗头。洗头时注意以确保老年人安全、舒适及不影响治疗为原则。

对于长期卧床的老年人,每周洗头一次。

对于有头虱的老年人,须经灭虱处理后再洗头发。

(五)清洁身体的照护

护理员可通过视诊和触诊评估老年人的皮肤,仔细检查皮肤的色泽、温度、柔软性、厚度、弹性、完整性、感觉及清洁性,同时注意体位、环境、汗液量、皮脂腺分泌、水肿及色素沉着等因素的影响。下面仅对老年人的全身擦浴法进行简要阐述。

全身擦浴法是指护理人员协助身体虚弱者进行全身擦浴,以保持清洁舒适的一种护理方法。对于术后为避免沾湿伤口,预防感染,或失能老年人,可采用床上擦浴的方法。

1. 操作前准备

(1)老年人准备

让老年人了解床上擦浴的目的、方法等,根据需要协助老年人排便。

(2)护理员准备

护理员衣帽整洁,修剪指甲,洗手。

（3）用物准备

浴巾 2 条、毛巾 2 条、浴皂、小剪刀、梳子、浴毯、50% 酒精、护肤用品、脸盆 2 个、水桶 2 个、清洁衣裤和被服、手消毒液。另备便盆、便盆巾和屏风。

（4）环境准备

调节室温在 24℃以上，关好门窗，拉上窗帘或使用屏风遮挡。

2. 擦浴时注意事项

第一，擦浴时应注意保暖，控制室温，随时调节水温，及时为老年人盖好浴毯。

第二，操作时动作敏捷、轻柔，减少翻动次数。

第三，擦浴时注意保护老年人隐私，尽可能减少暴露。

第四，擦浴过程中，注意保护伤口和管路，避免伤口受压、管路打折或扭曲。

第五，擦浴过程中应注意观察老年人全身反应和皮肤情况。

（六）衣着卫生照护

1. 老年人衣着的选择

选择老年人衣着时需注意以下几点。

第一，选择棉质、透气、颜色浅淡的衣物，经常更换和清洗。

第二，选择易于老年人穿着、舒适和大小适中的衣物。由于老年人行动不便，尽量选择容易穿脱的衣物，衣物过小会限制其活动且不舒适，因此应根据老年人的身高和胖瘦选择合适的衣物。

第三，关心老年人衣着的社会性。可以根据老年人的性格、喜好和出席场合的不同帮助其选择合适的衣物。有的老年人喜欢端庄、大方的款式，有的老年人喜欢鲜艳、时尚的款式，应尊重老年人多样化的选择。

2. 帮助老年人更衣的方法

对自理困难的老年人，养老护理员要帮助其穿、脱衣服。

（1）穿、脱开身衣服

对卧床老年人穿衣时，先穿近侧衣袖，再将衣服平整地放在老人身下，协助老人翻身侧卧，面向养老护理员，将衣服从老人身下拉出，穿好远侧衣袖，扣好衣扣。脱衣时先脱远侧衣袖，再脱近侧。

穿裤时先将老人的裤子两裤腿呈"八"字形分别套于养老护理员的一侧手臂上,一手拿住老人的脚,一手将裤子穿于老人的腿上,系好裤带。脱裤时将裤带解开,向下脱出即可。

（2）穿、脱圆领衣服

卧床老年人穿衣时先分别将两手臂穿好,再将衣服向上拉,将圆领套于老人的头上,整理平整衣服。脱衣时将衣服向上拉至胸部,先脱出双臂,再向上至头部脱下衣服。

第三节　我国老年护理教育发展现状与对策

一、我国老年护理教育发展现状

我国老年护理教育的发展现状主要包括以下几方面。

（一）起步晚,观念比较落后

中国的养老事业始于20世纪70年代末。20世纪80年代,随着政府对养老事业的重视,它受到了一定程度的关注。然而,无论是社会、学校还是护理人员,对养老仍缺乏足够的重视和正确的认识。同时,由于对老年护理专业的偏见等原因,存在部分护理专业学生择业视野狭窄、不愿从事老年护理专业、学校择业指导有待完善等问题。正是由于养老观念落后,结果导致了养老教育滞后。

（二）师资严重匮乏

目前,从事老年护理教学的教师绝大多数是普通护理专业毕业后从事护理教学或临床护理工作的教师。他们在为老年患者提供专业服务方面几乎没有实际技能和经验,也没有系统地接受老年护理专业教师培训,针对性和专业性差,制约了教学水平的提高。

（三）在岗人员急需培训

老年护理员工数量普遍较少，年龄偏大，专业知识和技能亟待提高，大都是由普通护士转变而来，或由没有接受过老年护理专门教育和培训，也没有注册过资质的护理人员承担，单位对老年专科护士的重视不够，所有很难满足老年专业护理的目的和要求。

（四）实践教学重视不够

目前，大多数高校都没有设立专门的老年护理培训室，多附属于临床护理或康复医学。实践技能训练缺乏针对性和专业性，达不到实验目标，极大地影响了专业培养的质量。

二、我国老年护理教育发展的对策

（一）转变观念

第一，国家主管部门应尽快建立健全养老产业和养老教育的法律法规，明确功能定位，出台相应的指导政策。

第二，学校要进一步解放思想，积极适应国家和地区老龄化社会发展的需要，满足不同群体接受养老教育的需求。

第三，要加强政府统筹，建立教育与产业对接机制。

（二）尽快培养老年护理急需人才

第一，增设专业，优化课程设置。各级医学院校要抓住机遇，尽快增设老年护理专业或专业方向，探索符合我国老年护理服务和专业岗位要求的老年护理人才综合培养体系和课程体系，优化课程结构，满足老龄化社会对老年护理人才知识、技能和素质的需求。

第二，确保优质人才培养。要进一步加强教师培训，不断提高教师教学能力和专业技能，加强科研攻关，推进人才培养；要在原有临床医院实习基地的基础上，建立高校、医院、社区、养老机构共建的实习实训基地,并扩大到社区、家庭、养老和临终关怀机构,确保人才培养质量。[①]

(三)师资队伍应专业化

要提高老年护理职业教育水平,必须有一支专业的教师队伍,要求教师具备高级护理的专业能力和基本素质。同时,学校还需要完善老年护理职业教育教师准入制度,提高教师录取标准。

(四)促进养老行业、企业的参与

养老职业教育的发展不能仅仅依靠一方的努力,还需要社会各界的共同努力。应推动养老行业和企业参与养老职业教育进程。在养老行业和企业参与的过程中,政府应发挥桥梁作用。[②]

①　王芳.我国老年护理教育发展现状与对策[J].医学与哲学,2014(35).
②　贾维宁,田玉姣,我国老年护理职业教育的现状及发展老年护理职业教育的对策分析.创新教育,2018(43).

参考文献

[1] 杨琼,钱耀荣,高希海.老年照护 [M].上海：同济大学出版社,2020.

[2] 祝娉婷,张菁.护理教育学 [M].北京：科学出版社,2018.

[3] 崔香淑,李强,尹兵,等.护理教育学(案例版)[M].北京：科学出版社,2018.

[4] 刘丽娜.临床护理管理与操作 [M].长春：吉林科学技术出版社,2019.

[5] 张鑫.现代档案管理实例分析 [M].北京：科学技术文献出版社,2018.

[6] 朱雪梅,潘杰,王冬华,等.护理教育学 [M].武汉：华中科技大学出版社,2016.

[7] 李冬梅,华勤学,唐富春,等.护理教育学 [M].沈阳：辽宁大学出版社,2013.

[8] 姜安丽,段志光,范秀珍.护理教育学(第 4 版)[M].北京：人民卫生出版社,2017.

[9] 黄岩松,李敏.老年健康照护 [M].武汉：华中科技大学出版社,2017.

[10] 杨晓媛,吴勤.现代医院护理人力资源管理 [M].北京：军事医学科学出版社,2009.

[11] 李锌.医学卫生院校教学管理与专业课程设置开发及学科建设实务全书 [M].中国知识出版社,2006.

[12] 陈海燕,赵美玉.护理教育学 [M].郑州：郑州大学出版社,2017.

[13]周秀荣.护理教育管理与实践[M].长春：吉林科学技术出版社，2016.

[14]张静.临床护理管理与教育[M].长春：吉林科学技术出版社，2017.

[15]杨风霞.临床护理质量与操作[M].长春：吉林科学技术出版社，2017.

[16]王仙园,赵小玉,周娟,等.护理教育学（第2版）[M].北京：人民卫生出版社,2017.

[17]易巧云,唐四元.护理教育学[M].长沙：中南大学出版社，2017.

[18]聂宏.护理教育学（第2版）[M].北京：中国中医药出版社，2017.

[19]戴秀英,张琳.基层护理管理人才核心能力[M].银川：宁夏人民教育出版社,2013.

[20]史崇清.护理教育学[M].长春：吉林大学出版社,2013.

[21]王春生,曾熙媛,顾美仪.护理教育与科研[M].南昌：江西科学技术出版社,2015.

[22]唐凤平.护士人文修养[M].郑州：河南科学技术出版社,2008.

[23]潘绍山.现代护理管理学[M].北京：科学技术文献出版社，2001.

[24]李小寒,高国贞,周芸,等.护理教育学（第2版）[M].北京：人民卫生出版社,2013.

[25]刘业惠,肖凌凤.实习护士工作指南[M].北京：科学出版社，2007.

[26]许立华,张淑华.临床护理及管理[M].北京：中国科学技术出版社,2009.

[27]王燕.护理礼仪与人际沟通（2版）[M].北京：人民军医出版社，2015.

[28]张焕君,李洪颖.实用护理与管理[M].哈尔滨：黑龙江科学技术出版社,2006.

[29]李桂英.临床护理学理论与操作（下）[M].长春：吉林科学技术出版社,2016.

[30]刘义兰,王桂兰,赵光红.现代护理教育[M].北京：中国协和医科大学出版社,2002.

[31] 叶文琴,徐筱萍,徐丽华.现代医院护理管理学 [M].北京：人民卫生出版社,2017.

[32] 叶文琴,王筱慧,张伟英,等.实用医院护理人力资源管理学 [M].北京：科学出版社,2014.

[33] 黄剑琴,彭嘉琳.养老护理员基础知识与初级技能 [M].北京：中国协和医科大学出版社,2010.

[34] 陈淑英,阮洪,程云.现代实用护理学 [M].上海：复旦大学出版社,2007.

[35] 刘冰,吴之明.护理教育学 [M].南京：江苏科学技术出版社,2013.

[36] 王益锵.护理教育学 [M].北京：中国医药科技出版社,1995.

[37] 王惠珍.临床护理教学技能 [M].广州：暨南大学出版社,2011.

[38] 张改叶,董晓建.护理教育学 [M].北京：人民军医出版社,2004.

[39] 李小妹.护理教育 [M].北京：人民卫生出版杜,2002.

[40] 王婷婷.职业本科院校大学英语课程设计与创新 [M].长春：吉林人民出版社,2019.

[41] 匡瑛,李琪.此本科非彼本科：职业本科本质论及其发展策略 [J].教育发展研究,2021（3）.

[42] 张小敏,章新琼,孙静,王芹.本科护士毕业后职业发展现状与对策探讨 [J].齐鲁护理杂志,2017（11）.